RESILIÊNCIA HUMANA

PÍLULAS DE resiliência

CARO LEITOR,

Queremos saber sua opinião
sobre nossos livros.
Após a leitura, curta-nos no
facebook.com/**editoragente**,
siga-nos no Twitter
@EditoraGente,
no Instagram
@editoragente
e visite-nos no site
www.editoragente.com.br.

Cadastre-se e contribua com sugestões,
críticas ou elogios.

Boa leitura!

ROBSON HAMUCHE

PÍLULAS DE
resiliência

Uma dose diária de calma, força e felicidade
para viver melhor e com menos preocupações

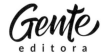

Diretora
Rosely Boschini

Gerente Editorial
Carolina Rocha

Editora Assistente
Franciane Batagin Ribeiro

Controle de Produção
Fábio Esteves

Projeto Gráfico
Vanessa S. Marine

Diagramação
Vanessa S. Marine

Preparação
Andréa Bruno

Revisão
Fernanda Antunes

Imagens de Miolo
Freepik

Capa
Vanessa S. Marine

Imagem de Capa
Shutterstock © local_doctor

Impressão
Gráfica Rettec

Copyright © 2020 by Robson Hamuche
Todos os direitos desta edição são reservados
à Editora Gente.
Rua Dep. Lacerda Franco, 300 – Pinheiros
São Paulo, SP – CEP 05443-000
Telefone: (11) 3670-2500
Site: www.editoragente.com.br
E-mail: gente@editoragente.com.br

Dados Internacionais e Catalogação na Publicação (CIP)
Angélica Ilacqua CRB-8/7057

Hamuche, Robson
    Pílulas de resiliência: uma dose diária de calma, força e felicidade para viver
melhor e com menos preocupações / Robson Hamuche. - São Paulo: Editora
Gente, 2020.
    208 p.

ISBN 978-85-452-0398-8

1. Técnicas de autoajuda 2. Resiliência (Traço da personalidade) I. Título

20-1613   CDD 158.1

Índice para catálogo sistemático:

1. Sucesso

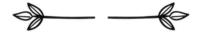

Gratidão aos meus queridos pais, avós e demais ancestrais, por terem tecido o meu caminho. Imensa gratidão à família Hamuche e à família Acquesta, pela grandiosidade dos seus sonhos, que, de alguma maneira, são hoje a minha realidade.

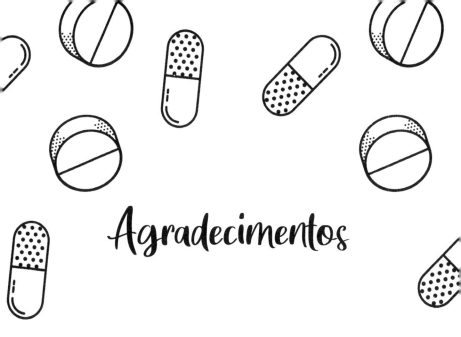

Agradecimentos

Muitas pessoas fizeram parte da construção desta obra de trabalho e de vida. Agradeço inicialmente aos meus pais, Alberto e Hildete (Dedé), por nunca terem desistido de mim, mesmo nos momentos mais difíceis da minha vida. Aos meus irmãos, Simone e Ricardo, pela paciência, pelo apoio e por me tirarem de muita confusão. Agradeço à Jaddi, minha esposa, por me segurar, me incentivar e por fazer tudo ser possível, mesmo nas minhas ideias mais loucas.

Quero agradecer a todos os lugares onde fui acolhido profissionalmente: Gafisa S. A., America Engenharia, RH Jeans Wear e Instituto Tadashi Kadomoto, nos quais aprendi a me relacionar com pessoas, com problemas, e que serviram como pilares gigantescos de toda a minha resiliência.

Meus singelos agradecimentos aos amigos e mentores, a quem devo por tanto conhecimento, orientação e direcionamentos: Tadashi Kadomoto, Carla Nacif Kadomoto, dr. João de Souza Filho, Maria Teresa Victor, Beto Ciarlo, Flavia Mendonza, Heloisa Calil, Gerson Ramos, Ana Lucia Jesus Gascon, José Luis Gascon, Evelin Elias e Adriana Campidelli. Aos grandiosos dr. Decio Fabio de Oliveira Junior e Wilma Costa Gonçalves Oliveira, Nilton Ferreira e Nilson Bolgheroni. E a todos os outros grandes mestres que, mesmo por um minuto, fizeram diferença nesta jornada.

Não posso deixar de agradecer aos amigos e irmãos Hugo, Fabrizio, Juliano, Helcio, Bruno, Du e Lincoln, por sempre despertarem o meu melhor e me ensinarem que a felicidade está nos momentos simples de alegria.

A todas as pessoas que participaram e participam de alguma maneira do Grupo Resiliência Humana. Colaboradores, autores, jornalistas e escritores: meu sincero obrigado, pois sem vocês nada disso seria possível.

Por fim, agradeço à Rosely Boschini, por despertar em mim algo que sempre pulsou no meu coração e me preparar para o início desta linda caminhada. Obrigado por me mostrar o caminho para deixar um presente nesta obra e em outras em contribuição a algo maior. E a toda generosidade da família Editora Gente.

Aos seguidores do Resiliência Humana, minha admiração por serem buscadores de uma vida mais leve e mais feliz.

Robson Hamuche

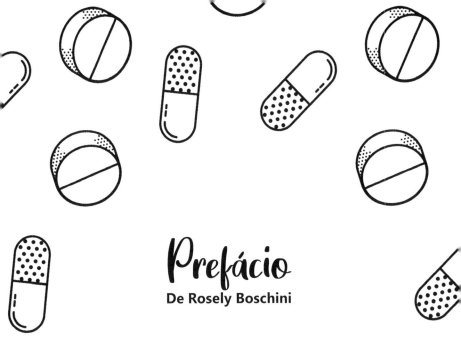

Prefácio
De Rosely Boschini

É um verdadeiro presente prefaciar o livro deste meu grande amigo, Robson Hamuche. Uma obra que vem dar luz a um conceito tão importante para a nossa evolução como seres humanos: a resiliência.

À frente da Editora Gente há mais de 30 anos, meu trabalho é buscar vozes que possam compartilhar com o mundo soluções e caminhos que gerem transformação positiva na vida de cada pessoa. Por isso, é uma grande alegria ver este livro chegando a você, leitor, pois sei que aqui encontrará as palavras que o guiarão para uma realidade de mais calma e força. E sei quantas vezes esses pilares nos faltam quando a rotina está um caos.

É impossível falar deste livro sem antes contar um pouco sobre como foi meu encontro com o Robson, que chegou até mim por meio de outro amigo, autor e parceiro de longa data: Tadashi Kadomoto. Em nossas primeiras conversas, logo de cara pude perceber que o Robson tem a capacidade de criar laços duradouros, alguém que cativa pela sensibilidade e honestidade no trato com as pessoas, leal aos seus parceiros e com uma sede ímpar por aprender e compartilhar. E me encantei quando me apresentou ao Resiliência Humana, grupo de mídia fundado por ele e dedicado ao desenvolvimento humano.

O Resiliência Humana tem por objetivo fazer com que as pessoas encontrem uma fonte de sabedoria que as ajude a ser mais resistentes neste mundo caótico em que vivemos por meio de um olhar mais positivo para o mundo e, se formos analisar a definição dessa palavra, encontramos o seguinte:

Resiliência – (re.si.li:ên.ci:a), sf.
[...] 3. Habilidade que uma pessoa desenvolve para resistir, lidar e reagir de modo positivo em situações adversas. [1]

Se me perguntassem como eu vejo a resiliência, responderia que ela é algo a ser aprendido diariamente. Afinal, todos os dias surgem situações desafiadoras, imprevistos, que nos trazem também a possibilidade de experimentar novas vitórias. Tudo, porém, depende da atitude que escolhemos ter.

A resiliência é o elo fundamental da corrente que

---

1. Ver Aulete, resiliência – definição. Disponível em: http://www.aulete.com.br/resili%C3%AAncia. Acesso em: 25 mar. 2020.

nos une ao mundo lá fora, princípio que nos faz ser mais justos, confiantes e, principalmente, fortes. Fortes para lidar com as adversidades, para enxergar as saídas perante os obstáculos, para colocar em prática um plano de ação que seja viável e, por fim, para que consigamos ver uma luz no fim do túnel. E sabemos que, às vezes, esse túnel pode ser bem longo.

Ser resiliente é passar por um processo de metamorfose, é estar envolto em um casulo que nos transformará de dentro para fora. Nessa mutação, se expor para o mundo talvez pareça uma tarefa impossível. Entretanto, ao fim do processo, essa transformação é tão poderosa que não existe retorno, não existe voltar a ser quem éramos ou nos fragilizarmos da mesma maneira. É uma nova vida, um novo jeito de pensar e nos relacionarmos com tudo à nossa volta.

Para expandir esse poder transformador por meio do Resiliência Humana, Robson iniciou um movimento consistente e grandioso que agora pode ganhar mais um aliado: você.

Pílulas de resiliência é a obra capaz de ajudá-lo diariamente a levar uma vida mais leve e feliz, então quero lhe deixar um recado: olhe para as suas conquistas, olhe para todas as dificuldades que já enfrentou, para todos os muros que precisou escalar, todas as pedras que retirou do seu caminho e todos os curativos que foram colocados nos processos de cura. O que você sente: dor ou orgulho?

É orgulho que devemos sentir quando olhamos para todos os âmbitos da nossa vida e para tudo o que alcançamos. Devemos focar nossas virtudes e ressaltar o que oferecemos de melhor.

Por isso, meu conselho é que você seja verdadeiro consigo mesmo e com o próximo. Entenda o que você sente, respeite os caminhos que precisará percorrer e, principalmente, esteja junto de quem você ama. São eles que criam laços duradouros e poderosos para a nossa jornada.

Nas próximas páginas, meu convite é muito especial e intransferível: leia cada uma delas com calma e sabedoria, pois, em minha experiência, posso garantir que elas funcionarão como o fôlego perfeito do qual você precisa ao longo de sua trajetória. Assim, tenho certeza de que você encontrará um sentido em tudo o que está acontecendo aí, dentro de você.

Respire, inspire e sorria. Tudo vai ficar bem e você já está em excelente companhia!

Um grande abraço,

Rosely Boschini
CEO da Editora Gente

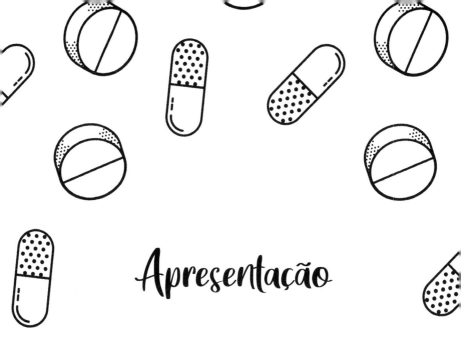

Apresentação

*Para Robson Alberto Hamuche,
a quem chamo carinhosamente de Hamuche, o seu
sobrenome.*

Como muitos jovens ou adultos, Hamuche tinha tudo mas sentia que não tinha nada. Por sentir-se assim, tentou preencher o vazio emocional e espiritual com coisas externas que o mundo oferece, contudo, sabia que essas tentações externas seriam passageiras e não preencheriam a alma com o que ela necessitava.

Era preciso reencontrar o caminho do *self*, reconectar-se com o seu Eu Superior e entrar em conexão com seus estados essenciais – de amor, compaixão, alegria genuína, segurança e amor incondicional. Existe um famoso ditado chinês que diz: "Quando o discípulo está pronto, o mestre aparece". Assim, em setembro de 2010, Hamuche fez o curso de Leader Training, criado por mim há trinta e três anos. Nesse treinamento, trabalhamos a inteligência emocional e todos os sentimentos que a circundam, além da abordagem holística, é claro, cujo objetivo é ajudar para que cada um consiga integrar o corpo físico, emocional, psicológico, energético e espiritual.

Lembro-me de que Hamuche vivenciou intensamente cada segundo do treinamento, olhando para os pontos que precisavam de atenção e transformando-se como um todo. Dali em diante, colocou em prática o que havia aprendido e o vazio existencial que sentia foi gradativamente diminuindo.

Entretanto, quando falamos de autoconhecimento, é necessário entender que existe o começo e o meio, mas não o fim. É algo a ser aprimorado diariamente, uma caminhada evolutiva. Hamuche fez outros treinamentos dentro do Instituto Tadashi Kadomoto (ITK), como a vivência chamada Expansão da Consciência, cuja duração é de dois anos e meio e o objetivo é aprender a cuidar de si mesmo para depois entender como cuidar do próximo.

Nessa época, fiz o convite para que ele estagiasse nos treinamentos do ITK, pois acompanhando e observando a sua transformação, atitudes e a coerência com a qual ele ajudava ao próximo, percebi que seu propósito estava alinhado com meus valores e princípios.

Em minha percepção, Deus nos uniu com um propósito muito maior e agora estamos prontos. Hoje ele é um dos terapeutas do ITK e criou o Resiliência Humana para dar continuidade à sua missão. Em nossa parceria, além de amigos e sócios em alguns projetos, escrevemos juntos o livro chamado *Um compromisso por dia*, publicado pela Editora Gente em 2019.

Hamuche coloca o amor à frente das coisas e, por isso, tudo flui e dá certo. Por ser grato a tudo e a todos, é próspero. Sinto-me honrado e feliz por poder caminhar ao seu lado e orgulhoso pela evolução que está traçando. É um sentimento parecido com o de um pai que vê o filho feliz e crescendo.

Gratidão por ser quem você é e pelo que faz pela humanidade!

Tadashi Kadomoto
Fundador do Instituto Tadashi Kadomoto

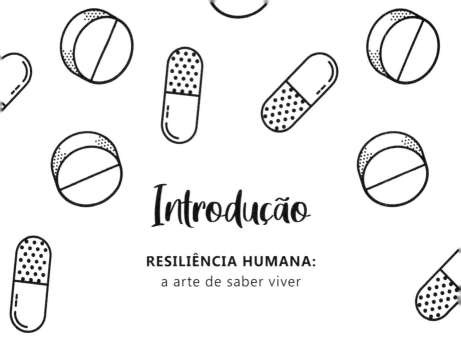

Introdução

RESILIÊNCIA HUMANA:
a arte de saber viver

Mas, afinal, o que é resiliência?

A palavra resiliência é usada na física para denominar a elasticidade que faz com que certos corpos deformados voltem à sua forma original[1]. Um exemplo muito comum que podemos citar é uma mola, que estica e encolhe conforme é puxada ou não. Após ser puxada, ela se comprime e volta a sua forma original.

Quando estamos falando sobre a nossa vida, resiliência é a capacidade de se recuperar de algo que não deu certo, de se adaptar às mudanças que acontecem

---

1. RESILIÊNCIA. In: MICHAELIS, Dicionário brasileiro da língua portuguesa. São Paulo: Melhoramentos, 2020. Disponível em: https://michaelis.uol.com.br/moderno-portugues/busca/portugues-brasileiro/resili%C3%A-Ancia/. Acesso em: 7 abr. 2020.

ao longo do tempo. Ser resiliente significa entender que as quedas nos ajudam a aprender com algo e a nos levantarmos mais fortes. Cada erro tem a função de nos ensinar.

Resiliência humana é também ter jogo de cintura, é não desanimar nos momentos difíceis e ter fé para seguir em frente com propósito. É acreditar no ditado popular que diz que depois da tempestade sempre vem a bonança.

Ser resiliente é acordar todos os dias com vontade de fazer tudo de uma maneira nova e melhor, é a busca constante por aprimoramento. É seguir adiante com brilho nos olhos, mesmo sabendo que, no percurso, algumas coisas podem não ter dado certo.

Resiliência é fluir! É a qualidade essencial que devemos ter para desempenharmos o nosso principal papel: evoluir.

Resiliência humana é, por fim, a arte de saber viver.

Existem algumas maneiras com as quais você pode exercitar a sua resiliência:

1. DESAFIE A SI MESMO

Parte do processo de construção da resiliência é saber que você já passou por situações adversas antes e as enfrentou de maneira corajosa. Não desista antes mesmo de assumir um projeto só porque ele parece difícil. O sucesso alcançado de maneira desafiadora é mais incentivador.

2. TENHA PLANOS DE RESERVA

As emergências são, até certo ponto, previsíveis. Procure identificar os pontos falhos do seu plano, sejam eles para a vida ou para um simples projeto de trabalho. Pense em como cobrir esses "buracos" no seu planejamento. É fundamental que você seja capaz de prever tudo o que pode dar errado. Dessa maneira, estará mais preparado para lidar com as falhas ao longo do caminho, pois não se sentirá "desavisado".

3. CUIDE DE SI MESMO

Pode parecer desnecessário, mas cuidar de si mesmo é parte fundamental do plano de se tornar mais resiliente. Se você não dorme bem, se alimenta mal, se sente fraco e deixa a sua saúde de lado, provavelmente terá muito mais dificuldade em seguir em frente quando algo der errado. Tudo é mais fácil de gerenciar se você está saudável.

4. ESTABELEÇA CONEXÕES DURADOURAS

Laços sociais fortes são responsáveis por impulsionar a felicidade e criar uma "conta emocional" da qual você poderá dispor em situações inesperadas. Invista nesse tipo de conexão passando um tempo com a sua família, com os seus amigos e, até mesmo, com os seus vizinhos. Eles estarão lá para ajudá-lo quando algo não sair conforme o esperado.

5. FAÇA UMA LISTA DO QUE PODE ANIMAR VOCÊ

Se você conhece bem o seu humor, provavelmente sabe quais são as coisas capazes de animá-lo em um momento difícil. Tendo à mão uma lista com todas elas, você saberá para onde ir quando estiver se sentindo desmotivado. Pense naquilo de que você mais gosta, como filmes, comidas ou até mesmo a companhia de pessoas agradáveis. Isso será útil caso algo saia do plano inicial.

6. NÃO CONTE COM AS SITUAÇÕES FÁCEIS

Se você está esperando que tudo dê certo o tempo inteiro, tem muito mais chances de se decepcionar. Isso não significa ser pessimista e acreditar que nada dará certo, mas é preciso ter a consciência de que nem sempre as coisas acontecem conforme o esperado. Se você souber aceitar as adversidades e, mais que isso, prevê-las, poderá lidar melhor com elas.

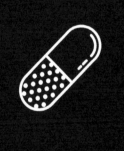

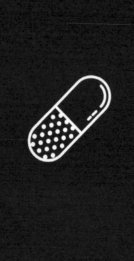

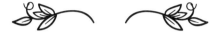

O responsável pela sua vida é você

Todos nós temos cicatrizes. Todos temos justificativas verdadeiras que explicam por que agimos desta ou daquela maneira, e muitas dessas justificativas podem ter origem lá no passado, na infância, na adolescência. Algumas pessoas também tiveram papel fundamental em nossa formação, como nossos pais, professores e amigos, mas a responsabilidade pela sua vida de hoje não é de ninguém a não ser sua. Quem acorda todos os dias e decide o tom que dará à própria existência é você. Se o dia será doce ou amargo, se será alguém paciente ou explosivo, se ajudará o próximo ou não... todas as escolhas dependem de você! Sempre é tempo de fazer novas escolhas para construir uma vida que traga felicidade.

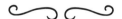

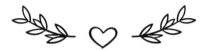

Amar é simples

Será que você está idealizando demais o amor? Amar está na simplicidade, em pequenos gestos no dia a dia. Um buquê de flores na mesa de trabalho ou aquele jantar romântico surpresa dão, sim, um tempero especial ao relacionamento. Mas o amor cresce nos detalhes. O amor está em comprar a geleia do sabor de que ela gosta no supermercado, fazer companhia para ele no sofá assistindo ao futebol mesmo sem entender nada. Aproveite as muitas — e simples — oportunidades que a vida dá diariamente de cuidar do seu relacionamento.

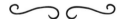

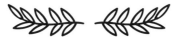

Você não precisa aguentar tudo

Se a carga em seus ombros estiver pesada demais, alivie. Você não tem a obrigação de suportar pessoas que lhe fazem mal e nem sequer se arrependem. Você não deve se submeter a situações que não o fazem feliz apenas para agradar. Às vezes, a vida mostra que é preciso dar um basta para que uma nova realidade surja e deixar para trás pessoas que magoam gratuitamente. Não devemos deixar de perdoar, mas há momentos na vida em que se afastar é o melhor a fazer.

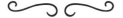

Quem nunca se sentiu incompreendido?

Queremos muito que as pessoas entendam nosso ponto de vista, concordem conosco e aceitem a nossa opinião, mas como é difícil receber esse acolhimento! Por outro lado, sem nem procurarmos, há uma fila de juízes prontos para dar o veredicto da nossa vida. Quer saber a verdade? A crítica vem de quem não se coloca no seu lugar, não conhece a sua trajetória e, portanto, não compreende seu modo de pensar e agir. Não se deixe abater por ela.

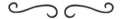

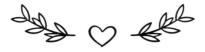

Não se deixe levar pelas críticas

Nas mãos de quem você está colocando a sua felicidade? Cuidado com a cilada de só se permitir ser feliz quando tiver a aprovação dos outros. Também não se deixe levar pelo medo de não ser compreendido. Sabe por quê? Porque quem faz uma crítica infundada a seu respeito não está olhando para você; está olhando para si mesmo. O que os outros falam sobre você diz mais sobre quem eles são do que sobre a sua pessoa.

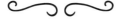

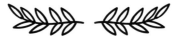

Um poderoso neutralizador da raiva

Da próxima vez que alguém fizer ou disser algo que deixe você com raiva, experimente usar este poderoso antídoto: empatia. Coloque-se no lugar do outro. Entenda seu ponto de vista. Tente enumerar as razões pelas quais ele agiu daquela forma. Se não conseguir fazer uma lista de motivos, tente ao menos encontrar um que justifique tudo. Acredite: nada do que essa pessoa diz é a seu respeito. Na verdade, é o reflexo das sombras que ela tem... e não dá para sentir raiva de alguém que é digno de compaixão, tão incapaz de lidar com as próprias dores que acaba espalhando-as por aí, não é mesmo?

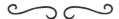

É preciso blindar-se contra ataques gratuitos

Não entre na sintonia de quem quer provocá-lo ou tirá-lo do eixo. Quando perceber que está diante de uma situação assim, evite reagir. Controle-se e observe o que o agressor deseja. Lá no fundo, ele espera que você revide, pois assim ganhará o que alimenta a alma dele: o conflito. Se, em vez disso, você tomar consciência da situação e optar pela "não ação", vai neutralizar o efeito daquela provocação. As palavras que tinham a intenção de causar mágoa e desentendimento se dissipam. Fique alerta e não deixe que o seu piloto automático o faça embarcar em conflitos desnecessários e sugadores de energia.

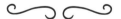

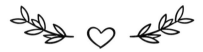

Fique longe de quem não quer ver você bem

Infelizmente, nem todas as pessoas têm boas intenções e é muito triste quando descobrimos um lobo em pele de cordeiro. Pode ser alguém que se faz de bonzinho, mas não é: agride passando a mão na sua cabeça, tentando manipular você ou lançando ironias o tempo inteiro. Se você está sofrendo esses tipos sutis de agressão, tenha determinação para evitar que essas cenas se repitam. Se você se sente extremamente desconfortável com certos comportamentos, só existe uma opção: a distância.

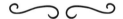

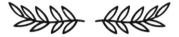

Alivie a sua carga mental

Vivemos em uma era de excessos. Trabalhamos demais, corremos demais, estamos ansiosos demais, somos cobrados demais, nos sentimos culpados demais. E ainda queremos controlar tudo, como se pudéssemos chegar a um nível de perfeição. O resultado dessa overdose de sentimentos e cobranças é o esgotamento mental. Com o cérebro cansado, você tem uma percepção mais negativa de sua realidade e fica mais sensível. Se você está se sentindo assim, é hora de desacelerar. Permita-se esvaziar a mente e entrar em contato com a sua essência. Volte para o simples, para o menos: menos tarefas, menos cobranças, menos exigências.

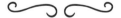

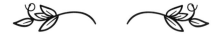

Liberte a sua mente

Não deixe que preocupações, exigências, pressões, deveres e ansiedades tomem uma proporção tão grande a ponto de fazer você se esquecer de si mesmo. Reserve um momento do seu dia para esvaziar a mente. Medite, pratique *mindfulness* ou simplesmente escolha um lugar em que possa reduzir o contato com sons, luzes artificiais e aparelhos eletrônicos. Fique um tempo nesse ambiente tranquilo e limite-se a "ser e estar".

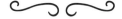

REVISE SUAS ROTAS, REFAÇA SEUS CAMINHOS, GERENCIE SEUS PENSAMENTOS, ADMINISTRE SUA EMOÇÃO.

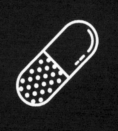

Invista nas suas prioridades

Já parou para pensar se o que você faz da sua vida é mesmo uma prioridade sua? Já chegou a avaliar se preenche o seu dia com aquilo que tem um sentido e um propósito para você? Muitas vezes, nos deixamos levar pelo modo automático, acumulando funções e objetivos que nem são nossos. Pare, pense e responda: com o que você se identifica? O que você ama? O que faz você feliz? E isso tudo está na sua vida ou na fila de espera? Invista emocionalmente nas suas verdadeiras necessidades.

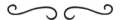

Se está difícil, baixe o grau de exigência consigo mesmo

Muitas vezes, estabelecemos para nós mesmos uma gincana com grau progressivo de dificuldade. E o problema é que nunca chegamos ao pódio, nunca pegamos a medalha e comemoramos. Em vez disso, exigimos de nós mesmos render o dobro do que é possível em 24 horas! É preciso aproveitar o tempo sem exagerar nas pressões em nós mesmos e sem exigir que tudo seja perfeito. Às vezes, não precisa se superar; fazer o suficiente basta. Exercite a humildade e a tranquilidade e tudo vai ficar mais fácil.

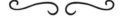

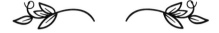

Evite deslumbramentos

É normal gostar de contar as boas notícias, mostrar as nossas vitórias, partilhar com aqueles de quem gostamos tudo que conquistamos, seja algo material, emocional ou espiritual. Hoje, em tempos de redes sociais, isso está cada vez mais comum. Mas qual é o limite? O limite é quando a comunicação vira exibicionismo, quando a necessidade de se sentir supervalorizado é maior do que o propósito. Um sinal de alerta é quando uma pessoa passa a "tratar" suas carências emocionais com curtidas ou comentários. Vigie suas necessidades de *likes*. Isso se tornou o principal combustível para sua autoestima? Deixe de lado. Quem tem uma autoestima consolidada não precisa se expor tanto porque conquistou a inteireza e a confiança em si mesmo sem a obrigação de implorar pela atenção dos outros.

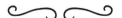

Acredite, você não precisa revidar

Às vezes dá vontade, né? De ir lá e falar umas poucas e boas. Mas será que vale pena? Uma verdade desta vida é que existe a lei de ação e reação. Sendo assim, basta esperar que a vida se encarrega de devolver na mesma moeda o que cada pessoa merece e precisa. Ninguém sai dessa vida sem pagar a devida conta de seus atos. Um dos melhores favores que você pode fazer para si mesmo é ignorar e deixar para lá.

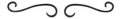

Toda ação tem uma reação

Dizem por aí que muitas coisas na vida não têm preço. Mas todas têm troco. E Deus é quem mais sabe dessa verdade suprema. A lei do retorno é uma engrenagem que rege a nossa vida na Terra. Se você fez o bem, ele vai retornar para você. Se fez o mal, também. Cedo ou tarde, seguindo a lei do retorno, uma recompensa ou um fardo sempre chega na medida certa que você pode carregar, na medida certa da sua evolução.

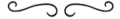

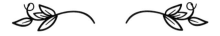

Permita-se!

Tudo o que não acontece em sua vida é porque você não dá permissão. O que você não consegue concluir também. Sinta que você tem valor e que merece toda a felicidade do mundo. Tenha bondade, especialmente consigo mesmo. Perdoe-se e permita-se viver a vida do jeito que considera ideal e que escolheu para si. Isso é fundamental para a sua evolução. Você tem o direito de ser quem você quiser!

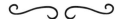

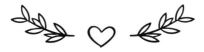

Faz bem sair de cena

Estamos acostumados a dar nossa presença de presente para as pessoas. Estar lá para o que der e vier. Afinal, isso é demonstrar amor e cuidado. Mas nem sempre somos reconhecidos por isso e a falta de retorno pode magoar. Afinal, não valorizam o que eu faço? Talvez esse seja um sinal da vida para estar menos disponível, para fazer falta, para "não poder dessa vez". Pode ser difícil deixar de ser prestativo, mas vale a pena experimentar e sentir os efeitos da sua "não ação". É um bom teste para saber se você faz falta e recuperar a autoestima perdida.

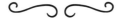

Tolerar é preciso. Conviver? Nem sempre!

Sim, é preciso aceitar as pessoas como elas são e tolerar suas atitudes, mesmo que não tenham nada a ver com o modo como você encara a vida. Saber discordar sem ofender. Evitar querer impor sua verdade a qualquer custo. Tudo isso é necessário para construir um cotidiano mais harmônico. No entanto, você não tem a obrigação de estreitar laços com quem não o agrada. Isso não seria tolerância, e sim uma prova de fogo desnecessária. Você tem o dever de respeitar o jeito de ser do outro, mas também o dever de respeitar a si mesmo.

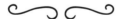

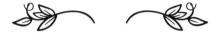

Não dê ouvidos!

Uma das atitudes sábias do ser humano é não dar ouvidos a quem parece que tem o prazer em dizer que seus planos não vão dar certo, que vai ser impossível conseguir, que você sonha alto demais. Ignore solenemente quem não valoriza os seus objetivos e despreza a sua capacidade de realizar. Não entre na sintonia de pessoas pequenas demais, com projetos pequenos demais. Elas não são capazes de acessar a energia necessária para alçar voos altos. Elas não sabem do que você é capaz, pois nunca saíram do lugar. Tape os ouvidos e vá para onde seus sonhos levarem você.

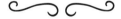

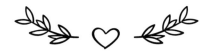

Ser bom não significa ser bobo

A corrida para o sucesso a qualquer custo é tão grande que muitas pessoas acabam abandonando valores como lealdade e comprometimento pelo caminho. Ainda assim, há muita gente que continua valorizando a amizade verdadeira, que prefere construir a própria felicidade sem machucar ninguém. Muitas pessoas seguem ajudando mesmo quem não merece tanto assim. Há quem diga que essas últimas são bobas por serem boazinhas demais. E, de fato, há momentos em que elas chegam a se decepcionar com quem abusa da sua boa-fé. No entanto, não se engane: pessoas boas perdoam muitas vezes, mas, quando desistem, não tem mais volta.

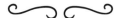

TEMOS MAIS
QUALIDADE DE VIDA
QUANDO ACEITAMOS
QUE SOMOS
imperfeitos
E PASSAMOS A DAR
RISADA DA NOSSA
ESTUPIDEZ.

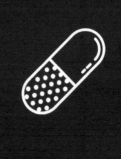

Não perca tempo com quem não merece

Às vezes você tem a sensação de que passou muito tempo da sua vida dando o seu melhor para pessoas que não mereciam? Ou então que fez muitas escolhas erradas e sua vida hoje é fruto delas? É muito desanimadora essa sensação de ter apostado as fichas no lugar errado. Contudo, uma vez aprendida a lição, você tem a chance de mudar essa história. Simplesmente pare de tentar agradar quem nunca vai ser grato e ajudar quem só sabe se aproveitar de você. Defina de uma vez por todas para quem e onde vai investir sua energia. Foque os encontros verdadeiros, as pessoas que valem a pena. Ainda que você não possa controlar todos os resultados, tome a decisão de se doar para quem merece ter você por perto.

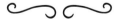

Sempre existe alguém melhor à sua espera

Nunca duvide da sabedoria infinita de Deus. Talvez hoje você esteja chorando por alguma situação que não existe mais ou alguém que não faz mais parte da sua vida. É difícil olhar para a frente quando você ainda sente falta daquilo que não existe mais e ainda não tem ideia de como serão os próximos capítulos da sua história. Mas não se preocupe, pois, como diz a sabedoria popular, "quando Deus fecha uma porta, Ele abre uma janela". Já existe um novo plano para você. Tenha coragem, confie.

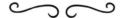

Não ignore a atração que você sente por alguém

Existe uma sabedoria na vida que faz com que a gente se sinta atraído por aqueles que mais têm lições a nos passar. Sendo assim, procure se abrir aos ensinamentos dessa relação e tire proveito para o seu desenvolvimento pessoal. Sabemos que o grande motivo da nossa existência é o amadurecimento da alma, e ele se dá por meio das vivências obtidas nas relações humanas. Portanto, jamais ignore o poder de atração que você sente por alguém. Ele será, sem dúvida, o seu grande mestre do amor.

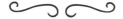

A solidariedade começa em casa

Muita gente acha que atos de caridade envolvem apenas doações em dinheiro. Imaginam que ajudar o próximo está vinculado a ações sociais para os menos favorecidos. Sim, essas atitudes são um gesto de solidariedade, mas existe outro bem mais precioso que você pode doar até mesmo sem precisar sair de casa: o seu tempo. Muitas vezes, nos sentimos muito importantes por ajudar em uma causa nobre, como um desastre natural, mas não nos damos conta de que há alguém dentro de casa precisando da gente: um filho que quer contar uma história que aconteceu na escola; um parceiro que espera um olhar de cumplicidade. Junto com o seu tempo, vem a sua atenção, que nada mais é do que mostrar que você se importa genuinamente com o outro. Você está doando todo o tempo e a atenção que pode?

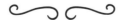

Você não pode mudar o mundo, mas pode mudar suas atitudes

Você não pode controlar as atitudes das outras pessoas, mas pode controlar as suas. Você não pode impedir alguém de ser mau, mas você pode ser bom. Você não pode resolver todos os problemas do mundo, mas pode dar atenção às suas questões internas. E isso já é muita coisa! Não sofra por não conseguir fazer com que o mundo corresponda ao seu ideal de perfeição. Em vez disso, coloque energia mudando o que está ao seu alcance. Pode apostar: há muita coisa a se fazer.

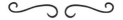

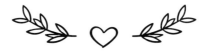

Respeite o tempo de cada um

Uma realidade difícil de digerir é a seguinte: nem todo mundo vai aceitar a sua ajuda. Por mais que você esteja disposto a fazer diferença na vida de alguém, por mais que capriche nos conselhos, haverá sempre quem se negue a sair do buraco onde está. Pior: pode ser que você seja mal interpretado e sofra com a ingratidão! O que aprender com isso? Que as pessoas têm livre-arbítrio. Portanto, cabe a cada um escolher o próprio caminho de evolução: se será pelo amor ou pela dor. Sabendo disso, não deixe de oferecer ajuda a quem quer que seja, mas não espere que tenha o efeito que você imagina em 100% dos casos.

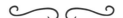

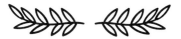

É preciso usar o conhecimento com sabedoria

Dois discípulos procuraram um mestre para saber a diferença entre conhecimento e sabedoria. O mestre, então, disse a eles: "Amanhã, bem cedo, coloquem dentro dos sapatos vinte grãos de feijão, dez em cada pé. Depois subam até o ponto mais elevado daquele monte, com os grãos dentro dos sapatos". No dia seguinte, os jovens discípulos começaram a subir o monte. Lá pela metade, um deles estava sofrendo, com os pés doloridos. Já o outro subia naturalmente a montanha. Então, o que mais estava sofrendo na subida perguntou ao outro: "Como você conseguiu realizar a tarefa do mestre com alegria, enquanto para mim foi uma verdadeira tortura?". Ele respondeu: "Meu caro colega, ontem à noite cozinhei os vinte grãos de feijão". Não confunda conhecimento com sabedoria. Um ajuda a ganhar a vida; o outro constrói uma vida feliz. Você está sabendo usar a sabedoria para cozinhar seus feijões?

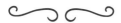

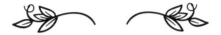

Não desista de ser bom

Ser bom é ter ouvidos sempre atentos e solidários. É ter o coração leve. É não se negar a ajudar. É compartilhar conhecimento, é dividir riquezas da alma. Mesmo que em algum momento a pessoa boa perceba que aproveitaram da sua boa-fé, ela estará sempre blindada. Vai sempre ter motivos para sorrir e caminhar despreocupadamente, pois sua alma coloca em primeiro lugar o propósito de ser feliz e de fazer os outros felizes.

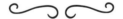

A vida devolve a medida exata do que damos

Talvez você se sinta mal-amado, mal interpretado e desvalorizado. Parece que está recebendo da vida menos do que merece. Ou tem a sensação de que a vida é injusta com você. Em vez de passar os dias lamentando supostas injustiças e tratamentos que parecem descabidos por parte das pessoas que convivem com você, procure analisar racionalmente o que está oferecendo, como está se comportando, se enxergando. Como você trata as pessoas? Quais palavras usa? Qual tom de voz emprega? Muitas vezes, apenas estamos recebendo de volta exatamente o que oferecemos, nada mais, nada menos do que isso. Observe-se e avalie.

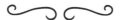

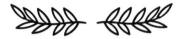

Supere as feridas familiares

Nossa família pode nos dar asas ou pode arrancá-las. Tudo depende da educação que recebemos. A personalidade dos nossos pais e a forma como fomos criados definem as raízes da nossa personalidade e nossa autoestima. Porém, não se esqueça de que você não pode escolher quem serão seus pais, seus familiares, mas pode escolher como vai ser a sua vida. Não deixe sua vida à mercê de situações que você não pode controlar. Agora que tem maturidade emocional, assuma o controle e escolha ser forte, feliz, livre.

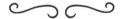

VIVER SEM PROBLEMAS
É IMPOSSÍVEL.
O SOFRIMENTO OU NOS
CONSTRÓI,
OU NOS DESTRÓI.
É UMA ESCOLHA SÓ
NOSSA.

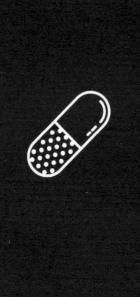

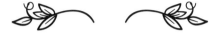

A inveja tem várias faces

A inveja é um estado mental que gera dor ou infelicidade em uma pessoa por ela não possuir o que o outro tem. Existem aqueles que demonstram inveja de bens materiais ou qualidades de personalidade de forma sutil. Há os que "baixam a sua bola" naquele momento em que está em êxtase por algo bom que aconteceu; os que criticam você em público; os que comemoram o seu sucesso, mas no fundo não estão, de fato, felizes por você. Existem invejosos na sua vida, de quem você deve se afastar para viver uma vida mais leve e feliz.

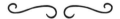

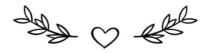

Perdoe e siga o seu caminho

Sem o perdão, a vida se torna muito difícil. Afinal, sentimentos como rancor, mágoa, ódio e ressentimento são tóxicos para nossa saúde física e psíquica. Essas energias travam a vida e impedem o progresso e a prosperidade. A partir do momento em que você perdoa, você transforma esses sentimentos ruins e se conecta com o "eu" divino. Perdoar faz bem para os outros e para você. Alivie a carga emocional negativa dos sentimentos que não fazem bem e sinta-se livre para trilhar sua existência sem amarras.

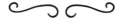

Quando a vida pede paciência

É preciso saber aguardar o tempo certo das coisas. Há momentos em que é preciso construir e há momentos em que é necessário desconstruir seguindo a dinâmica da vida. Ter a consciência desse tempo evita frustração e ansiedade. Para ter uma postura paciente, você não precisa entrar na inércia, mas, sim, seguir em frente com a certeza de que está trabalhando no que está a seu alcance na construção do seu propósito. Há situações em que a vida pede ação. E há situações em que a espera é necessária. Não se aflija. Aceite e deixe fluir.

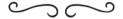

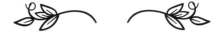

Não deva nada a ninguém

É importante honrar seus compromissos financeiros e garantir que os outros também honrem os deles com você. Uma vida de dívidas é uma vida amarrada, que traz vergonha, sensação de não merecimento. Prolongar situações de pendências com dinheiro vai exterminando a sua energia e dando a sensação de falta de ar. Preserve a sua tranquilidade e bem-estar tendo a certeza de que não deve nada a ninguém.

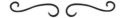

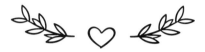

Saboreie a vida

Ouse exagerar na vida. Entregue-se, doe-se, faça, aconteça. Jogue-se. Mergulhe de cabeça. Não espere o momento ideal para ser feliz. Aproveite o que está disponível para você. Às vezes a vida parece parada, na mesmice, mas o que ela está esperando é somente uma atitude sua, que você cante no chuveiro, delicie-se com seu prato preferido, encha a casa de amigos. Pare de se proteger do mundo. Deixe a vida entrar e divirta-se com ela.

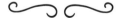

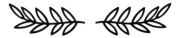

A morte não é o fim

A dor de perder alguém é difícil de curar. Talvez seja mais realista dizer que vamos nos acostumando com a ausência daquela pessoa. Mas a dor fica ali, guardada em algum lugar do peito. Para superar aos poucos a falta de quem você ama, lembre-se de que a morte é uma passagem, não é o fim. É uma separação momentânea. Além disso, o céu é um lugar melhor, regido pela lei da caridade. De lá, as pessoas que você ama estão cuidando de você. Converse com quem já se foi, peça por proteção, diga o quanto a pessoa era importante para você. E saiba que a melhor forma de acalmar a alma de seus entes queridos que já partiram é realizar seus sonhos e cuidar de si mesmo.

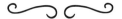

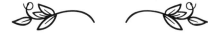

Identificar as energias ruins faz parte da vida

Existem pessoas que têm o poder de baixar o astral de um ambiente. Sabe quando, depois de um encontro, você se sente esgotado, sem energia para nada? Não despreze o que você sente. Dê atenção. E, quando o sentimento não for bom, busque transformá-lo e se recarregar de energia boa. Tenha seus escudos de proteção para não se deixar levar pelas más influências. Ouvir uma boa música, expressar seus sentimentos pela escrita, meditar, olhar uma bela paisagem que traga paz, conversar com Deus — essas são maneiras de se reconectar com o seu eu e sair da frequência das sensações ruins.

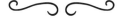

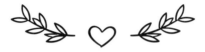

Cumpra as promessas pendentes

Se você não cumpriu suas promessas, vale uma reflexão: por que está resistindo a fazer o que disse que faria? Claro que você sempre tem o direito de mudar de opinião, de se desculpar, de compensar, de renegociar e de oferecer alternativas perante uma promessa não cumprida. Mas o melhor mesmo é só se comprometer com aquilo que tem a intenção de fazer. Ser alguém conhecido por ter palavra não tem preço. Essa característica reflete uma pessoa cheia de virtudes, com boas intenções e consideração pelos outros.

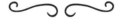

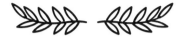

Agradeça as batalhas

É no momento da batalha que você desenvolve sua "força interior". Portanto, não maldiga os seus desafios e dificuldades. Em vez disso, agradeça e persista. Assim, a vitória virá. Saiba que você tem o poder de mudar a sua realidade e escrever a história que deseja contar. Aproveite os aprendizados dos momentos difíceis, tente entender o que a vida quer lhe dizer. Por trás de algo ruim, tem sempre uma realidade melhor querendo surgir. Ajuste o leme da sua vida para que você possa seguir o caminho que o faz feliz e aceite o que não está dando certo como uma força que leva você para uma nova etapa. O movimento de mudança deve partir de você.

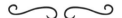

Não desista, agradeça

Em alguns momentos, talvez você pense em desistir ou tenha vontade de chorar. Pode ser que você sinta medo. Então vá com medo mesmo. Há momentos em que a vida não é fácil. Faz parte. Todos temos desafios. Nossa jornada pede força e disposição. E sabe de onde você tira essa energia? Da gratidão. Agradeça pelo seu corpo, pelo ar que respira, por mais um dia de vida e de tantas possibilidades. Olhe para os lados. Veja quem está com você. Agradeça às pessoas que não abrem mão de apoiar você. Podem existir caminhos mais fáceis, mas os difíceis têm um gostinho especial. Porque fazem você ter consciência de quanto vale cada momento da vitória. Eles levam você mais forte rumo à realização do seu projeto de vida.

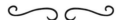

SE VOCÊ QUER
CULTIVAR ♡
AMOR, ♡ MELHOR
CAMINHO É DAR
UMA JOIA QUE NÃO
TEM PREÇO:
♡ SEU TEMPO.

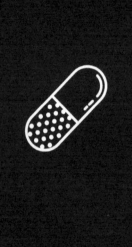

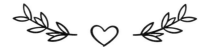

Como o amor acaba

De repente, o amor acabou. Mas será que foi de repente mesmo? Diferentemente da paixão, que chega de maneira avassaladora e vai embora com a mesma força, o amor se constrói com doses diárias de carinho e cuidados. O amor está na tolerância daquele defeitinho, na vontade de agradar ou simplesmente de estar junto. E quando o amor acaba? Quando a gente passa a escolher a distância em vez do abraço, quando prefere mais briga do que beijo. Ele acaba quando um dos dois — ou os dois — desiste de fazer dar certo. Quando a vontade de cuidar não existe mais. No dia em que a gente percebe que aquilo está mais para comodismo do que para amor, se dá conta de que acabou. Mas ele já estava morrendo aos poucos todos os dias. Só você que não viu.

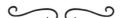

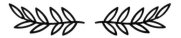

Delete quem não quer o seu bem

Um dia as máscaras caem e descobrimos que uma pessoa não é bem o que imaginávamos. Ela pode ter falado mal de nós pelas nossas costas, armado alguma maldade. Dói saber que tem alguém querendo destruir a nossa felicidade, que se incomoda com nosso sucesso e até mesmo com a nossa existência. Pior ainda quando se trata de alguém próximo. O que fazer se isso acontecer na sua vida? Tirar satisfação? Sinceramente, isso servirá apenas para tirar a sua paz. Em vez disso, melhor apertar a tecla deletar e ignorar. Dessa maneira, você estará poupando saúde física e mental, sem comprometer o bom andamento da sua jornada, sem ter que parar o que é importante para perder tempo com quem não merece.

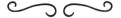

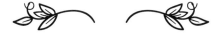

Decida ser feliz

Para ser feliz, você não precisa de nenhuma condição específica. É muito comum adiarmos a nossa felicidade para quando tivermos "isto" ou para quando acontecer "aquilo". Acontecimentos e conquistas materiais trazem, sim, satisfação e energia para conquistar cada vez mais. Mas tão logo atingimos uma conquista, ela já é substituída por outro objetivo. A felicidade não está ligada a nenhuma condição externa. A felicidade está dentro de você, aqui e agora. Ela está nas pequenas coisas, nas pequenas alegrias, nas entrelinhas que tantas vezes passam despercebidas. Quer uma prova disso? Pense em quais momentos você se sentiu mais feliz. Você vai ver que a felicidade estava mais ligada ao seu estado emocional geral do que a algo pontual que aconteceu. O que pesa é a sua decisão de ser feliz e grato.

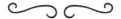

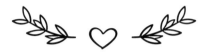

Não assuma posição de vítima

Se algo não está indo bem em sua vida, não perca tempo procurando justificativas fora. Pode ser que existam personagens que estejam agravando a situação, mas certamente você contribuiu direta ou indiretamente para que ela acontecesse. Por isso, reflita e reveja os pontos em que falhou, aprendendo com cada um deles. A melhor escolha é adotar um comportamento ativo, responsável e consciente. Nunca aceite o papel de vítima, porque essa é a forma mais rápida de transferir o poder da sua vida para as mãos de terceiros. E não há nada mais desmotivador do que se sentir impotente diante dos fatos e das pessoas. Responsabilize-se por sua vida e transforme a sua realidade com atitudes assertivas.

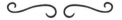

Se for preciso, desapegue

Todos nós sabemos identificar que algo chegou ao fim, embora, muitas vezes, seja difícil aceitar. Em alguns momentos, nosso feeling nos diz que é hora de virar a página. Em outros, a realidade está nua e crua bem na nossa frente. Em ambos os casos, não tente reter coisas, pessoas ou circunstâncias que não querem permanecer ou que já se foram, pois é perda de tempo, esforço e energia. Ponha atenção no presente e abra espaço para novas possibilidades. Se algo não deu certo é porque outra coisa melhor está por vir. Não se apegue ao passado nem se lamente. Nada se perde, tudo se transforma. O que acabou é porque já cumpriu o seu propósito. Agora, vá ao encontro do seu futuro, agradeça, tome uma atitude proativa e passe para a etapa seguinte.

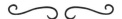

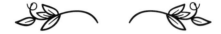

Do que é feita a sua riqueza?

Por mais que você conserve as coisas, elas ficam velhas, saem de moda, desgastam-se. Já os relacionamentos, quando você cuida deles, eles se fortalecem, florescem, multiplicam-se. Ainda assim, muitas vezes a gente escolhe colocar as coisas em primeiro lugar. Conquistas materiais consomem o nosso tempo e, consequentemente, sobra pouco para as pessoas. E sobra ainda menos para nós mesmos. De que adianta uma casa linda e vazia? Um closet lotado de roupas lindas e poucas oportunidades de usar? Do que você é mais rico hoje? Isso faz você feliz? Rever as prioridades é um exercício valioso para ser rico daquilo que realmente preenche a sua vida.

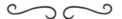

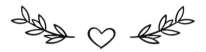

Como lidar com uma pessoa invejosa

O que fazer se no seu círculo de amizades existe uma pessoa invejosa? Em primeiro lugar, use o poder de empatia. O que será que a levou a sentir essa emoção tão negativa? Considere também a possibilidade de alguma atitude sua ter ajudado a gerar esse sentimento. Pode ser também que a pessoa em questão esteja passando por um momento difícil. Se for isso, dê um desconto. É normal alguém não conseguir vibrar por nossas conquistas quando a vida dele está um caos. Uma alternativa é procurar conversar e entender o que não vai bem. Melhor do que julgar é ter clareza das motivações do outro e só a partir desses elementos decidir qual é a melhor escolha a fazer.

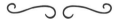

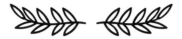

A crise faz você crescer

Perceba a crise como sua aliada, como uma oportunidade de crescimento, aprendizado e mudança para uma vida melhor. As dificuldades nos convidam a sair do lugar-comum, da nossa zona de conforto. É assim quando você está aprendendo um esporte, uma dança, um novo trabalho, não é mesmo? Aparecem dificuldades e você é estimulado a se arriscar, a fazer diferente, a desafiar os seus limites. Nesses momentos, não temos alternativa a não ser aguçar a nossa criatividade, persuasão e imaginação na resolução de conflitos e desafios. E o mais incrível é que a gente encontra estratégias que nem vislumbrávamos anteriormente. Portanto, foque os aspectos positivos das experiências, agarrando-se a eles, pois essa visão otimista é o suporte que tornará você mais fortalecido.

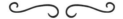

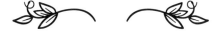

A vida é um aprendizado

Quando estamos no começo da vida, acreditamos que sabemos tudo. Jovens passam aquela certeza de que estão prontos para tudo. Ironicamente, a experiência nos ensina que sabemos pouco, muito pouco, e que, se tivermos sabedoria, cada dia é uma oportunidade de aprendizado. Isso é maravilhoso, pois, a partir do momento em que nos damos conta de nossas limitações e incertezas, damos espaço para a vida acontecer de fato. Nós nos tornamos pessoas melhores — com mais dúvidas, mas com mais possibilidades também. Nós nos tornamos mais humanos, mais tolerantes, mais confiantes, mais pacientes e mais felizes. Agradeça o tempo, os aprendizados e a oportunidade de evoluir todos os dias.

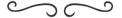

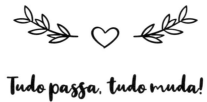

Tudo passa, tudo muda!

Uma boa notícia para você: nenhum problema ou desafio permanece para todo o sempre. E, muitas vezes, justamente aquele ponto em que a vida emperrou será a alavanca para uma nova oportunidade. A vida é assim mesmo, vamos acertando e errando, caminhando e caindo. Diante da pressão e do estresse de algumas situações, o sofrimento pode parecer interminável. Mas acredite: tudo se renova e se transforma, tem início e término. Na caminhada, passamos por avanços e retrocessos e, assim, vamos aprendendo. A vida, em sua sabedoria, sempre traz compensações e uma nova perspectiva.

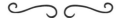

Brinque
mais, dê risada de
alguns erros seus
e dos outros,
cobre menos e
abrace mais.

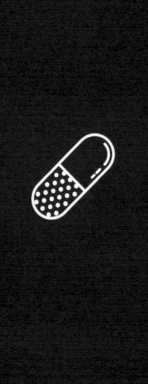

O silêncio pode ser a melhor escolha

Saber a hora de dizer algo e o momento de não falar nada é uma arte. Existem circunstâncias em que é importante ter a postura de simplesmente se calar. Calar-se quando algo não diz respeito à nossa vida, pois nada do que dissermos vai mudar a opinião do outro. Calar-se quando a pessoa passa dos limites nos absurdos que diz e quando responder aos absurdos só vai inflamar mais os ânimos. Precisamos escolher em quais batalhas vale a pena entrar e em quais o melhor é se limitar a observar. Não devemos nos omitir na vida. Muitas vezes, nossa postura e opinião devem ser expostas. Mas há momentos em que a sabedoria pede silêncio. Este, quando usado nas horas certas, evita desgaste de energia.

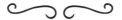

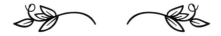

Quem agradece se sente completo

Existe uma explicação para o fato de que sempre queremos mais: somos seres da dimensão da falta e da ordem do desejo. Portanto, nunca teremos tudo. Sendo assim, o que fazer para ter aquela tão almejada sensação de completude? Agradecer pelo que tem em vez de ficar lamentando o que ainda não possui. Pare para observar sua vida. Já reparou quantas bênçãos você tem? Quanto conquistou? Tudo o que podia ter dado errado e deu certo? Nós nos acostumamos a focar o lado negativo, a não valorizar o que é bom e acontece diariamente. As coisas boas que, justamente por serem boas, não incomodam e talvez passem despercebidas. Com ingratidão focamos a incompletude e a frustração. Com gratidão, nos sentimos completos.

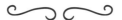

Faça mais daquilo que você gosta de fazer!

Sem perceber, acumulamos não apenas coisas que não usamos, mas também tarefas que não fazem mais sentido ou das quais não gostamos. Tire da sua vida o que não é necessário e não fará falta. Passe para outra pessoa aquelas tarefas que você prefere não fazer — talvez ela possa executar melhor e com mais prazer e você terá tempo livre para colocar sua energia no que realmente quer. Segurar para si atividades — em casa ou no trabalho — que não fazem mais você feliz é encher a vida de uma negatividade desnecessária. Mude o fluxo energético!

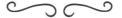

Aceite e peça ajuda

Nem sempre conseguimos nos livrar de todos os nossos "nós" sozinhos. Contar com a ajuda de especialistas é uma forma de acelerar o processo de cura, é um atalho. Um processo de cura emocional pode começar, por exemplo, por uma massagem terapêutica. Os pontos do nosso corpo que estão travados guardam questões ligadas a emoções que vivenciamos, como estresse, raiva, tensão e medo. Com ajuda, pode ficar mais fácil. Aceite e peça ajuda. Existem muitas pessoas bem preparadas, com muita bagagem de estudos, prontas para ajudar. Você não precisa resolver tudo sozinho. Isso não é sinal de incapacidade, mas, sim, de inteligência e perspicácia por saber a diferença que alguém capacitado pode fazer em sua vida.

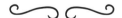

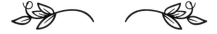

Perdoe rápido

Se você ama uma pessoa, não perca tempo com bobagens. Tiveram uma discussão? Não gaste energia tentando achar quem a ganhou ou quem a perdeu. Afinal, qual é a importância disso se a vontade é de ficar junto e bem? Do conflito, guarde apenas o aprendizado. O que foi dito que não deve mais entrar em questão? De que maneira a briga foi resolvida? Perdoe o seu parceiro! Perdoe-se. Deixe o conflito no passado. Nunca alimente ressentimentos contra quem você ama ou eles serão sempre uma motivação para iniciar uma nova discussão. Zere a questão e cultive o amor para ele crescer e durar.

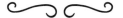

A verdade é sempre a melhor escolha

Dizem que a verdade pode doer. E isso é fato. Nem sempre a realidade nua e crua cai bem, mas ela é como a picada de injeção que precisa ser dada. Dói, mas passa. Dói, mas resolve. Dói, mas era preciso. A verdade nos faz sair da zona de conforto e querer resolver o que não vai bem; nos faz abrir os olhos e sair das ilusões. A mentira pode simplesmente iludir e nos fazer perder tempo. Relações verdadeiras não podem ser solidificadas com mentiras.

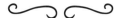

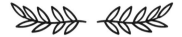

Conecte-se com o agora

Mantenha-se integrado, envolvido, unificado e conectado com o presente e com as possibilidades que ele traz. O agora é um milagre que não se repete. Aceite o desafio de conseguir desenvolver um estado pleno de consciência do que está à sua volta. Essa é uma forma de autoconhecimento. Fique atento a quantas vezes a sua mente sai do momento presente e faz uma viagem ao passado ou tenta antecipar o futuro. Veja quantas vezes você desperdiça o seu presente viajando por outros tempos. Perceba quanto você pode fazer se apenas estiver conectado com cada segundo de vida. É no aqui e no agora que poderemos modificar ou fazer algo por nós e pela vida. Não sofra pelo que passou nem antecipe o que talvez possa acontecer. Viva o agora. O hoje é a sua grande oportunidade.

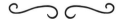

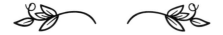

Experimente não fazer nada

Existem momentos na vida em que você precisa se dar o direito de não fazer nada. Cada um de nós tem um ritmo próprio. Alguns são mais acelerados; outros, mais lentos. Reconheça qual é o seu compasso e, mais do que isso, saiba quando parar. Nem sempre é preciso estar em movimento e ser produtivo. Deus criou o mundo em seis dias e no sétimo descansou. É importante saber descansar e recuperar as forças. Não fazer isso quando mais precisamos implica perder energia — e até colocar em risco tudo o que foi feito.

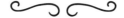

Curta seus relacionamentos saudáveis

Às vezes damos tanta atenção às pessoas que não nos fazem bem que deixamos de curtir aquelas que são como bálsamo na nossa vida, com quem a conversa flui, que nos entendem, que tornam cada momento especial. Com gente assim, o sorriso sai fácil do rosto. Relações saudáveis transmitem paz, seja no amor, seja na amizade. Pessoas que estão de fato conectadas conosco são presentes da vida. Elas são dignas de atenção e zelo, porque são difíceis de encontrar por aí!

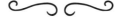

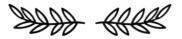

Seja otimista

Nem sempre temos a exata dimensão do que a vida pode nos proporcionar de bom. Nossas crenças limitantes fazem o desserviço de nos deixar com poucas opções e possibilidades não tão boas. Fechamos o nosso campo de visão para criar uma realidade bem menos interessante. E, como somos o que criamos, não damos espaço para as maravilhas que poderiam acontecer. Como mudar isso? Acreditando que muitas vezes a vida reserva surpresas! Mantenha uma posição otimista, mesmo que tudo prove o contrário. Uma posição otimista é capaz de verdadeiros milagres. Experimente e veja os resultados.

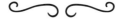

ADMINISTRAR
A EMOÇÃO
É SER LIVRE NO ÚNICO
LUGAR EM QUE
NÃO PODEMOS SER
PRISIONEIROS:
DENTRO DE NÓS MESMOS.

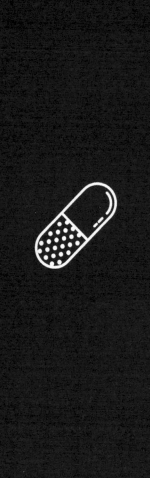

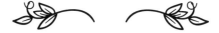

Não force nada

A gente até pode tentar, mas conseguir controlar tudo é uma grande ilusão. Querer controlar é sentir a necessidade de estar seguro o tempo todo, de ter certeza de que nada vai sair do previsto ou esperado. Quanta ilusão! Não adianta tentar forçar algo que não é para ser. Não adianta gastar energia nadando contra a maré. Devemos, sim, colocar nossa energia para a realização dos nossos objetivos, e o que tiver que ser será. Entrar nesse fluxo é ter a sabedoria para entender que não podemos forçar nada, que o melhor sempre acontece, ainda que não seja exatamente como planejamos.

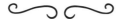

As atitudes de uma pessoa dizem quem ela é

Não se impressione com palavras bonitas. Não se iluda com promessas. Uma pessoa boa não precisa fazer propaganda de si mesma. Suas atitudes demonstram quem ela é. Nada como a convivência para saber do que alguém é capaz — para o bem e para o mal. Acredite menos em boas intenções e olhe mais para o que é feito de fato. Todos nós sempre temos escolhas ao agir. Quem é do bem escolhe atitudes que reverberam coisas boas; quem não é fica só nas promessas.

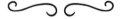

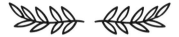

Reinvente sua vida

Não deu certo? Vire a página, experiemente novas vivências, novas emoções. Acabou? Experimente uma nova vida. Você sempre tem a chance de fazer diferente, de começar um caderno em branco, de escolher novas cores, novas formas. Faça uma faxina emocional: jogue fora todo e qualquer sentimento negativo, nocivo, tóxico ou destrutivo. Mande para longe o que já provou que não vai fazer você feliz. Faça escolhas mais conscientes e, sobretudo, ame-se. Todo movimento de reinvenção começa pela capacidade de amar a si mesmo e de permitir o melhor para si.

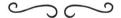

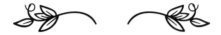

Seu corpo fala sobre você

Um bolo na garganta, borboletas no estômago, falta de ar, o peso do mundo nos ombros. Essas figuras de linguagem não existem por acaso. As reações viscerais são mensagens do nosso corpo. A isso damos o nome de "conexão entre mente e corpo". Essas reações são associadas ao uso da mente — por meio de pensamentos positivos — para ajudar a melhorar o estado geral do corpo e a imunidade e provocar sensação de bem-estar. Nosso corpo é também uma forma de acessar e tratar nossas emoções mais escondidas. Ele sabe do que a mente precisa se livrar, do que ficou esquecido em algum nível de consciência. Nunca é tarde para acessar esses assuntos.

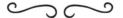

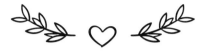

Sua mente não é depósito de lixo

Desligue a sua vida de tudo aquilo que coloca você em contato com emoções destrutivas. Existem pessoas que só sabem falar de desgraças, que só enxergam o lado ruim das coisas, que sempre têm um veneno para destilar sobre a vida alheia. Elas só se deliciam com os problemas alheios e não têm prazer em uma conversa saudável, feliz, com boas perspectivas, com palavras positivas. Não entre nessa sintonia. Se não puder ignorar, simplesmente deixe entrar por um ouvido e sair pelo outro. Desvie sempre a conversa para algo que lhe faz bem. Mesmo que seja desafiador, evite colocar lenha nessa fogueira de negatividade. Se alguém está procurando um depósito para colocar lixo, não ofereça a sua mente.

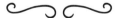

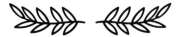

Vai acontecer!

Vai dar certo. Não precisa mais duvidar. A ideia está lançada no universo. Você quer e sabe que merece. Então, deixe que o tempo faça o seu trabalho. Libere a sua energia para sintonizar mais rápido com essa nova realidade. E, quando você menos esperar, vai acontecer. Acalme-se, pois tudo vai se encaixar. E você vai ficar tão feliz que vai querer até se beliscar para ter certeza de que é verdade. Vai parecer um milagre. E, quando tudo der certo, você vai ter a chance de entender melhor por que aconteceu justamente naquela hora e daquele jeito. Tudo vai fazer sentido. Sua espera vai fazer sentido. O fruto não cai do pé antes de estar maduro. Então, espere, com fé, para saborear o que deseja no momento certo.

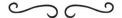

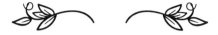

Como decidir partir

A vida é feita de escolhas. Algumas mais fáceis, outras mais difíceis. Como ter certeza de que vale terminar ou não um relacionamento? Como saber se vai ser uma boa escolha sair daquele emprego? Você já deve ter percebido que, quando uma decisão diz respeito a aspectos carregados de emoção, ela é mais difícil de ser tomada. Sabe por quê? Porque a gente se apega às pessoas e não é fácil deixar ir embora alguém a quem estamos ligados por sentimentos. Porque nos apegamos a contextos que, de certa maneira, alimentam uma emoção que nos faz bem, como segurança ou sensação de pertencimento, ainda que o preço para continuar vivendo essas emoções já esteja alto demais. Não é fácil dar um basta, mas é muito bom quando a gente toma coragem e rompe com algo que nos faz sofrer. Pode não ser fácil. Pode causar uma sensação de vazio. Mas o tempo vai trazer paz e leveza e mostrar que a decisão foi correta.

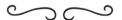

Dê prioridade à sua saúde

Não adianta atropelar a sua máquina mais poderosa! Sem o seu corpo trabalhando em sua melhor performance, você não pode fazer muito. Então, dê atenção aos pedidos de descanso, aos sinais de que é preciso aliviar o ritmo ou investigar algo que parece suspeito. É essencial você dedicar tempo para relaxar, praticar um esporte, se alimentar bem e se conhecer. Não veja nada disso como perda de tempo. Nem sempre o trabalho precisa estar em primeiro lugar. De pouco serve ter muito trabalho, muito dinheiro e muito patrimônio se não somos capazes de cuidar do que nos sustenta: o nosso corpo.

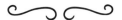

Não fale mal de si mesmo

Quando lhe perguntam como você está, cuidado com o que diz sobre si mesmo. Evite ficar contando seus problemas e tristezas. Antes de se render ao impulso de lamentar com um "vou indo", "vou levando", "pior do que está não fica", reflita: qual é o conforto emocional que está buscando ao se colocar na posição de vítima? O que você vai conseguir de imediato é atrair um sentimento de pena. Em um segundo momento, acabará reafirmando aquela condição inferior, uma vez que as palavras têm força. Quanto mais você fala das suas mazelas, mais você as aceitas e afirma em sua vida. Então, cuide do que você diz sobre si mesmo. Procure colocar uma carga positiva nas palavras — "estou melhorando", "indo em frente", "cada vez melhor" — e crie a realidade que deseja com essa vibração.

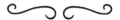

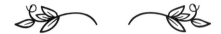

Filtre o que não faz bem a você

No amor, nas amizades e na família precisamos respeitar o espaço dos outros e também garantir que o nosso espaço seja respeitado. Isso significa saber estabelecer limites em nossos relacionamentos interpessoais. Devemos nos doar, sim, mas não podemos deixar de filtrar tudo aquilo que não nos faz bem. Relacionamentos que sugam, que se aproveitam da nossa boa vontade, precisam ser freados. Temos que dizer às pessoas como queremos ser tratados. Em certos momentos, é necessário se impor com respeito e sem agressividade. E isso nada mais é do que amor-próprio e autorrespeito.

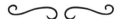

Os pensamentos são os trilhos das emoções. Só você pode construir esse caminho e se tornar o protagonista da sua própria história.

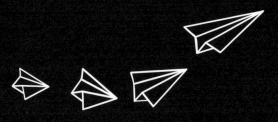

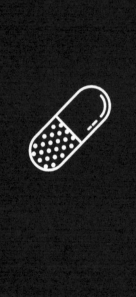

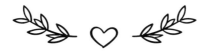

O poder da organização

Quando sua vida estiver desordenada emocionalmente e você não souber como começar a organizá-la, experimente dar o primeiro passo com algo simples: arrumando uma gaveta, por exemplo. Veja o que deve ser descartado e o que pode ser doado ou renovado. Fique com o essencial, organize o que você precisa e sinta o prazer que esse cuidado dá. Nada rouba mais energia do que um espaço desordenado e cheio de coisas do passado de que você já não precisa. Em contrapartida, a iniciativa de limpar e colocar um espaço em harmonia vai mudando a sua energia. A mudança começa pelas pequenas atitudes que estão ao nosso alcance.

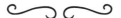

Encontre uma atividade física para amar

Cuidar do corpo é importante, mas nem sempre conseguimos seguir a disciplina de fazer uma atividade física. O que falta? Envolvimento. A sua intenção aqui precisa ser mais do que cumprir uma obrigação que faça bem para a saúde ou ajude a emagrecer. Para fazer parte de uma vez por todas do seu dia a dia, a atividade física precisa ser uma fonte de felicidade. Portanto, tem que ser algo que você ama fazer. Você já parou para pensar qual seria? Experimente modalidades esportivas, não se limite à academia ou ao que os outros fazem. Encontre a sua maneira de cuidar do seu corpo. Tenha uma atividade física para chamar de sua e da qual você não queira mais ficar longe.

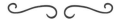

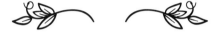

Não espere mais para perdoar

Sabe aquela situação que está causando dor? Perdoe, deixe ir. A escolha está nas suas mãos. Permita que a dor vá embora. Sentir mágoa e guardar rancor é humano, mas perdoar também. Mais do que isso, é uma atitude de amor. Dizem que quem não ama não perdoa. Troque raiva por amor. Cure sua vida. Encha sua vida de amor ao outro, ao mundo e a si próprio.

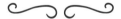

Quem não merece espaço na sua vida

Faça um favor a si mesmo: evite pessoas que não se afinam com suas verdades, com suas visões de mundo, com seus valores. Não dê espaço para quem nunca escuta, que só sabe falar de si mesmo, que se acha melhor do que todos, que diminui o outro para se sentir mais importante. Afaste as pessoas que desconhecem limites entre humor e ofensa, que não sabem a diferença entre sinceridade e grosseria, entre autenticidade e agressão. Fique longe de gente que sufoca e cansa. Poupe-se!

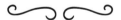

Ore, entregue-se e não se preocupe

Deus sempre ouve a nossa oração. Ele sempre está perto. Nós é que nos afastamos Dele! Titubeamos em nossa fé, nos desesperamos, esquecemos que Deus transborda amor por nós. Esquecemos que temos a prova viva da existência Dele. Portanto, por maior que seja a sua angústia, não duvide. Ore com o coração e entregue-se. Fique perto de Deus e o medo irá embora; suas forças vão voltar e sua fé também.

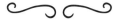

Um antídoto contra a decepção

Ninguém é de ferro. Tem dias que sentimos mais forte o golpe. Quando alguém nos decepciona, vem aquela sensação de raiva, mágoa e tristeza. O que fazer quando nos deixamos abater dessa maneira? Encontre alguém que possa ajudar você a se recuperar desse desgaste emocional. Procure se rodear de pessoas em quem você confia, que gostam de você e estão dispostas a ouvir sem julgamentos, a dar colo. Quando sofremos decepções, precisamos sentir que alguém neste mundo merece nossa confiança de novo; assim, conseguimos renovar a esperança.

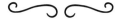

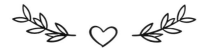

Nada como um novo amor

Pode acontecer de você sair de um relacionamento machucado, sem esperança, sem perspectiva. Pode acontecer de você deixar de acreditar no amor, na conexão entre duas pessoas. Talvez você tenha cansado de tentar, pensado em desistir. Mas, de repente, em uma esquina qualquer, quando você estiver distraído, chega alguém que muda tudo. Renova a esperança, dá um clique! Alguém que faz você sentir de novo que vale a pena. A peça que se encaixa perfeitamente. Enfim você descobre por que os outros amores não deram certo e agradece. Enfim chega aquele sob medida para você e que, justamente por isso, vai ficar!

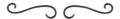

O sutil poder do toque

Quanto mais nossas relações se tornam virtuais, menos oportunidade temos de estabelecer contato físico com os outros. E isso faz falta! Então, não abra mão de estar perto das pessoas. Pegue na mão dos seus pais. Abrace seus amigos. Jogue um esporte coletivo. Misture-se no meio de gente que lhe faz bem. Relacionamentos precisam de toque, abraço, beijo. Não somos apenas mentes presas dentro de um corpo. Somos um ser integrado que precisa de mente e corpo atuando em perfeita harmonia.

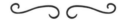

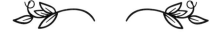

Aceite o que vier

Quando você já fez tudo o que poderia ser feito e nada adiantou, aceite a realidade que vier. Não se trata de resignação ou de acomodação; trata-se de sabedoria. Nada nos faz perder mais energia do que resistir e brigar contra uma situação que não somos capazes de mudar. Não sofra por não conseguir o resultado esperado. Há situações que não dependem apenas da nossa vontade. Compreenda que existem coisas que não devem mudar e pessoas que não querem mudar. Esse é mais um passo no sentido de conquistar o bem-estar emocional.

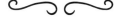

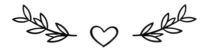

Somos feitos de luz e sombra

Todos buscamos a felicidade. Mais do que isso, nos cobramos para senti-la. Felicidade é sucesso, alegria e sinal de que tudo está dando certo em nossa vida. Mas será que é possível ser 100% feliz em 100% dos minutos e dos dias? Não é. Há situações que nos entristecem. Lidamos com problemas que aborrecem, carregamos lembranças tristes dentro da gente, ainda que bem administradas. E não há nada de errado nisso. Somos feitos de luz e sombra. A vida é feita de luz e sombra. É por conhecer a tristeza que sabemos reconhecer a felicidade.

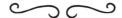

Quem é impulsivo ou reage sem pensar acaba destruindo seus relacionamentos.

Pense antes de agir.

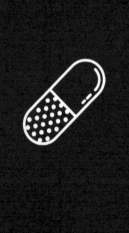

Use seus mecanismos de defesa

A vida está cheia de pessoas negativas e simplesmente não dá para evitar todas elas. Mas você pode neutralizar o impacto que essas pessoas podem provocar em você: quando estiver em contato com alguém que não lhe faz bem, deixe que consuma apenas a energia que você permitir. Outro mecanismo de defesa diante daqueles que têm o costume de reclamar da vida é convidá-los a se reinventar. Você pode sugerir tomem uma atitude para mudar o que não gostam em si mesmos. Ou então lhes pedir que contem ao menos três coisas positivas que estão acontecendo na própria vida. Pode ser que sua iniciativa seja em vão, mas pode ser também que você ajude essas pessoas a tomarem consciência de toda a negatividade que transmitem e mudarem de sintonia.

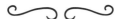

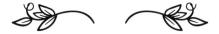

Quando um ciclo se fecha

Nada é definitivo. Quando um ciclo se fecha, chega uma nova fase, surgem novas oportunidades. Temos a chance de estar em novos contextos que podem favorecer novas realizações. Com o florescer de uma nova consciência, nos é permitida uma lucidez maior dos fatos. E tudo isso dá a oportunidade de criar a realidade que desejamos e pela qual somos diretamente responsáveis. Aproveite esse movimento criativo do novo ciclo, que permite reflexões verdadeiras e profundas! Elas dão novos significados à sua existência. Abra mão do que se foi e dê boas-vindas às novas possibilidades.

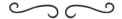

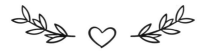

Começar do zero em qualquer idade

Talvez você esteja reticente em dar o primeiro passo para começar algo totalmente novo. Talvez pense que já é tarde demais, que ter uma certa idade supõe precisar ceder, calar e aguentar porque as oportunidades já passaram. Não é bem assim. Nunca é tarde para realizar um sonho, para querer mais da vida, para experimentar o que você sempre sonhou. Todas as limitações estão apenas em um lugar: dentro da sua cabeça. Você pode tudo o que se permitir. Pense no futuro, imagine-se feliz, satisfeito e tranquilo. Reflita sobre o que gostaria de ser e fazer. Qual é o primeiro passo para que isso se torne realidade?

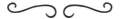

Coloque sua saúde emocional em primeiro lugar

Quem o trata mal não merece o seu tempo nem as suas preocupações. Há pessoas especialistas em criar problemas e, às vezes, são aquelas mais próximas de nós: familiares, colegas de trabalho e até nosso parceiro ou parceira. Uma regra elementar para ter saúde mental é lembrar que quem o trata mal não o respeita, não tem empatia nem sintoniza com suas emoções. Viver nesse tipo de dinâmica tensa e destrutiva não é adequado. É necessário refletir e tomar uma decisão: dizer com clareza que não permitirá mais esses comportamentos e avisar que, se isso continuar, você vai se distanciar. Sua saúde emocional deve vir em primeiro lugar.

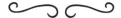

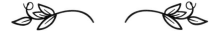

Pode chorar!

Manter a mente fria e reprimir as emoções pode custar caro não só para sua saúde psicológica, mas também para sua saúde física. Você sabia que as lágrimas aliviam o estresse, a ansiedade, a dor e a frustação? Elas não são somente a água para limpar os nossos olhos — limpam a nossa alma e nos permitem olhar para a situação a partir de outra perspectiva. As lágrimas nos fortalecem e nos permitem crescer. Deixar o choro fluir faz com que nossas emoções se equilibrem e nossa mente racional esteja preparada para entrar em ação. Choro e tristeza não são sinal de fraqueza, mas, sim, de fortaleza interna.

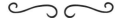

Qual é o sentido da sua vida?

De tempos em tempos, a vida pede uma revisão de sonhos e objetivos. Você já parou para pensar por que faz tudo o que faz? Pode ser que algo que era carregado de significado para você cinco anos atrás hoje já não faça mais sentido. É estranho perceber como mudamos! Isso gera um vazio interno. Quando se sentir assim, busque ressignificar a sua vida. Reveja seus propósitos, não tenha medo de atualizar o seu foco. Essa mudança traz você de volta para o que realmente importa.

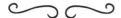

Não permita que brinquem com a sua paciência

Existem pessoas que são experts em testar a nossa paciência. Conhece alguém assim? São aquelas que pedem perdão continuamente, que justificam erros recorrentes, que vivem dando chiliques e depois se arrependem, que colecionam episódios de falta de consideração. Resumindo: elas nunca somam. Pelo contrário, subtraem. E o saldo disso é seu, que se irrita e sente mágoa. Todas as sensações negativas nos levam a uma reflexão: brincar com a nossa paciência é esgotante e frustrante. Fazer "vista grossa" uma e outra vez a respeito de atitudes que nos machucam faz parte, mas não permita que isso se torne uma constante. Isso não é maturidade; é masoquismo emocional.

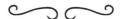

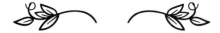

Não tente resolver tudo sozinho

Há momentos em que preferimos a solidão e isso é totalmente válido. Mas não devemos nos esquecer de que o ser humano nasceu para viver em comunidade. Quando duas cabeças pensam, surgem ideias e respostas mais eficientes. Quando produzimos coletivamente, os resultados podem ser mais frutíferos. Sem contar que a trajetória pode ser mais divertida. Não se isole. Permita-se conviver e trocar experiências, buscar uma solução em conjunto com outra pessoa. Você não é um perdedor por precisar de ajuda, pelo contrário. É muito inteligente por aceitar que algo está além de sua alçada.

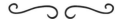

Tudo mudou? Respire fundo!

Uma notícia inesperada muda tudo. Uma nova situação pede uma nova postura. Quando você se encontrar diante de algo novo, procure manter a calma. Conte até dez. Faça uma leitura do ambiente, identifique os perigos, os riscos e as oportunidades antes de tomar alguma atitude. Evite agir no atropelo. Mesmo que precise ser ágil, tenha clareza das suas ações. Respire. Ao manter a sua estabilidade interna, você encontrará soluções e respostas mais assertivas para os novos desafios.

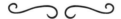

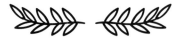

Conte com você!

Talvez você esteja se sentindo sozinho. Mesmo que rodeado de gente, só você sabe o que está passando ou quanto um desafio está difícil de ser superado. Realmente, há momentos na vida em que precisamos puxar a responsabilidade para nós mesmos. Ninguém pode estar no nosso lugar. Nesses casos, o apoio mais importante com o qual você deve contar é o seu próprio. E não se sinta sozinho por isso. Certamente seus bons amigos, sua família e até mesmo novas pessoas que vão aparecer nessa jornada vão dar a sua contribuição dentro dos limites deles. Coragem! Você vai sair dessa com uma força gigantesca.

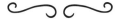

RISOS E LÁGRIMAS, APLAUSOS E VAIAS, SUCESSOS E FRACASSOS FAZEM PARTE DA VIDA.

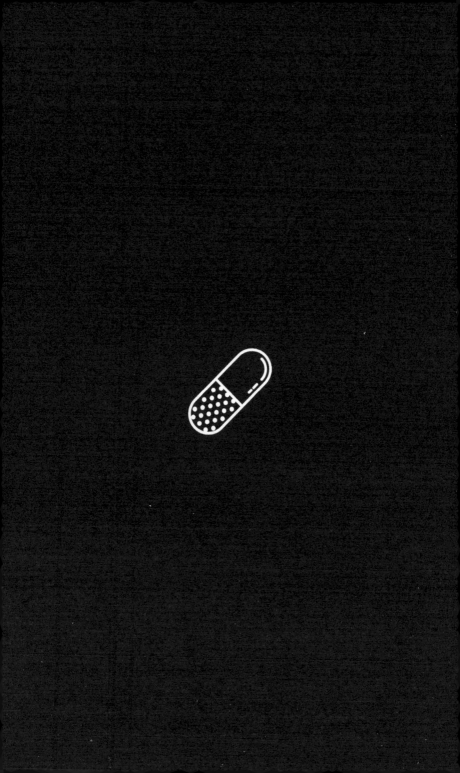

Cerque-se de pessoas bem-intencionadas

Cuidado com bajuladores de plantão, aqueles que, em uma busca desenfreada por aquisição de bens materiais e grau alto na hierarquia do trabalho, passam por cima de valores morais, atropelando quem estiver no caminho. Esse tipo de gente parece não se apegar emocionalmente a ninguém, vê qualquer um como concorrente e inimigo em potencial. Na dúvida, mantenha distância. E fique perto de quem o seu coração mostrar que tem boas intenções. Não é difícil de identificar. São pessoas que não medem esforços para nos ajudar, não importando a posição que estivermos ocupando. São elas que deveremos manter junto, sem receio, sem hesitação, todos os dias.

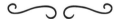

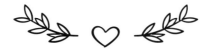

Fale com assertividade

Quando alguém nos trata mal, nossas emoções tomam o controle e atrapalham nossa assertividade. Isso porque o temor e a raiva acabam controlando nossa racionalidade, nos desequilibrando e nos impedindo de falar com valentia e acerto. Para retomar o seu eixo de equilíbrio, este exercício pode ajudar: imagine um palácio, uma sala branca com janelas abertas por onde entra uma luz serena. Entre nessa sala e respire. Busque serenidade. Nada do que os outros digam ou façam deve fazer com que você se esqueça de quem você é. Agir com assertividade significa ser capaz de falar com respeito e firmeza, deixando claro o que permitimos ou não. Fale sem medo, defenda-se.

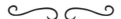

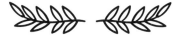

Procure ouvir a voz de Deus

Falar com Ele nos traz paz, enche o nosso coração de tranquilidade e leva embora toda a angústia. Aquela angústia que chega a apertar o peito, que parece sufocar todas as nossas esperanças, achando um jeitinho de esmagar a nossa fé, de sugar as nossas forças. Aprenda a ouvir a voz de Deus e aceitar os planos Dele para a sua vida. Rasgue os seus rascunhos e deixe que Ele escreva uma nova história. Deixe Deus pilotar a sua vida, dê a direção para Ele. Eu não sei o que está tomando conta do seu coração, se é o medo, se são as dores, as feridas, a angústia, a insegurança ou a dúvida, mas sei que, quando você entregar o seu coração a Deus, verá que a paz nunca fez uma morada tão longa nele.

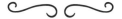

Você não é responsável pelas interpretações alheias

Sempre que você expressar sua opinião sobre algo, está sujeito a encontrar alguém que se sentirá ofendido, que discordará agressivamente, que permanecerá em silêncio, que distorcerá cada palavra, assim como vai encontrar quem concordará com você. Cada pessoa interpreta o que você diz à sua maneira, de acordo com o que possui dentro de si, e usa isso tanto com boas quanto más intenções. Saber disso serve para que tomemos cuidado com o que dizemos o que sentimos e para quem.

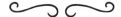

Fique perto de quem torna você melhor

Precisamos aprender a manter por perto as pessoas que nos tornam melhores. Essa é a maneira certa de nos cercarmos de boas energias, sentimentos verdadeiros e sorrisos sinceros. Quem torce verdadeiramente por nós raramente nos decepcionará. Quem torce por nós pode apontar nossas falhas, mas sempre mostrando que acredita no nosso potencial. Quem torce por nós não passa a mão na nossa cabeça, mas, sim, curte com o coração cheio as nossas conquistas. Quem torce por você?

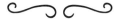

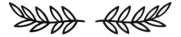

Evite pensamentos fatalistas

"Com certeza vou fracassar e vai dar tudo errado." "Isso não é para mim. Vou me dar mal." Acabe com esse tipo de ideia. Você não é um profeta, muito menos um profeta do apocalipse! Você não pode adivinhar o que vai acontecer ou não. Procure observar suas emoções e seus medos antes de fazer previsões. Leve em conta que os pensamentos geram emoções — e um pensamento negativo pode tomar grandes proporções se você deixá-lo divagar sem controle. Nem tudo o que passa pela sua cabeça vai acontecer de fato; muitas vezes é apenas fruto de ansiedade e insegurança.

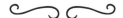

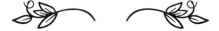

Caminhem juntos!

Se você e a pessoa que você ama não tiverem definido bem o que querem, provavelmente cairão em um plano qualquer. E muitos dos desentendimentos na vida a dois ocorrem justamente porque não houve um combinado de construir algo juntos. Portanto, um dos segredos da felicidade no amor é encontrar uma realização na companhia do outro. A arte de viver com alguém está em eliminar os problemas e aprender a crescer com eles. Unam-se em prol de um objetivo comum. Encontrem apoio um no outro. Dessa maneira, o amor cresce, multiplica e a jornada a dois fica cada vez mais estimulante!

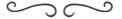

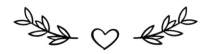

Não tenha medo de dizer o que pensa

Não fique sem jeito por mostrar que está insatisfeito, decepcionado, discordado. As divergências fazem parte da vida. Nem todos pensam como nós ou aplaudem tudo o que fazemos, e é sábio pontuar suas opiniões, ainda que contrárias. O que você engole com contrariedade fica acumulado no seu peito fazendo mal, incomodando. Uma hora ou outra, vai ter que acabar saindo. Se você acumulou demais, é capaz que acabe estourando. Uma das maneiras de evitar esses rompantes é manter a firmeza e a elegância da sinceridade todos os dias, agindo de maneira mais fiel que puder à verdade que tem dentro de si. Nem sempre será possível, mas é preciso tentar.

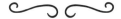

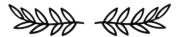

Quando o amor está difícil, desconfie

Quando a gente quer muito uma pessoa, a gente se engana. A gente tenta encaixar aquele outro ser humano em posições que nunca foram dele. A gente clama ao universo para um sim mesmo quando todas as evidências dizem não. A gente insiste e bate o pé, mas um dia percebe que o amor tem que ser uma via de mão dupla. Amor tem que ser fácil, tem que ser bom, tem que ser complemento, tem que ser ajuda. Amor que é luta é também ego. E então a gente aprende que amor que não é amor não encaixa, não orna, não serve.

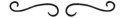

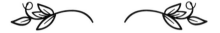

Você merece mais

Em alguns empregos nosso valor não é reconhecido, sobram críticas e falta respeito. Há ambientes de trabalho contaminados por uma energia sugadora que muito pede e nada dá em troca. É vital procurar uma ocupação onde os minutos não pareçam uma eternidade, onde se obtenha reconhecimento, onde é possível atuar como protagonista da própria vida. Não abra mão daquilo que você é, daquilo em que acredita. Não aceite menos do que você merece, ou ninguém reconhecerá a grandeza que você possui dentro de si.

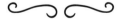

Ser feliz é encontrar
força no perdão,
esperança nas
batalhas
e amor nas pequenas
coisas da
vida.

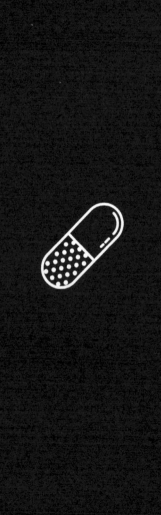

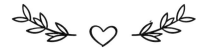

Agradeça ao seu passado

Muitas vezes, guardamos as experiências ruins do passado em uma gaveta mental de ressentimento, arrependimento, raiva e culpa e não nos damos conta de que foi justamente o que não traz boas lembranças que nos tornou mais fortes no presente. Portanto, perdoe o seu passado, perdoe a si mesmo por ter errado, perdoe quem agiu com você de forma desonesta, agressiva e interesseira. Perdoe quem não quis mais você na vida dele. Perdoe as portas fechadas e veja quantos aprendizados tudo isso lhe trouxe, quanto amadurecimento. Por fim, agradeça por tudo que ensinou você a ser maior e mais forte. Agradeça por todas as decepções vindas de pessoas esperadas e inesperadas e saiba que cada lágrima derramada valeu a pena e que cada minuto tentando realinhar o universo fez com que você fosse quem é hoje.

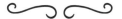

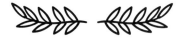

O valor da verdadeira amizade

Em cada fase da vida temos um círculo de amizades. Alguns ficam, outros vão embora, novos chegam. As amizades se reciclam; algumas pela distância, outras pela falta de interesse em comum. Mas algumas continuam a qualquer tempo, em qualquer situação. São laços mais fortes. É uma ligação de alma e amor. O mais importante não é ter milhões de amigos, mas, sim, ter a certeza de que eles estão ao seu lado para comemorar e ajudar; que eles compreendem e respeitam o seu jeito de ser. Amigos para a vida toda são aqueles com quem você tem uma relação forte e verdadeira.

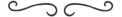

Não é digno falar mal de quem passou pela nossa vida

Pode ser que uma pessoa tenha ficado no passado. Pode ser que ela não tenha mais nada a ver com você. Pode ser que vocês tenham tido uma boa parceria — amorosa ou profissional — que chegou ao fim. Então, segure o ímpeto de falar coisas ruins dela. É válido ter um momento de desabafo para colocar para fora tudo o que passou, mas, depois, deixe o passado no passado e siga em frente de maneira leve, agradecendo pelo que viveram juntos e pelas lições aprendidas.

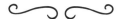

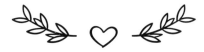

Não seja menos do que você pode ser

Olhe para você, sua vida e seus pensamentos e avalie: você está sendo tudo o que pode e é capaz de ser? Você se dá a oportunidade de viver em toda a sua plenitude? Você se coloca em primeiro lugar? Você acredita que merece o melhor e reivindica esse melhor em sua vida, correndo atrás do quer? Ou você está sempre se apoiando em justificativas para explicar por que sua vida não está fluindo em toda a plenitude? Muitas pessoas se permitem continuar em um trabalho que não as faz feliz, aceitar um relacionamento amoroso com alguém que não acrescenta mais nada ou puxa para baixo. Olhe para si mesmo. Será que você está levando uma vida sem qualidade e reprimindo seus sonhos? Não seja menos do que você pode ser.

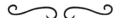

Cure a ferida e siga fortalecido

Quando alguém que é importante para nós cruza o limite do permitido e respeitável, muitas coisas "se rompem" em nosso interior. Às vezes não basta impor distância; a marca da decepção está lá e precisamos curá-la. Dê tempo para si mesmo. Você precisa de momentos para mudar o foco. Uma maneira de aliviar sua tristeza ou seus descontentamentos é estar perto de pessoas que sempre são seu porto seguro. Assim como existem pessoas capazes de magoar, há aquelas capazes de nos reerguer.

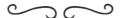

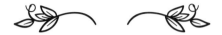

Quem disse que você não pode desistir?

Vivemos em um tempo em que há uma exposição imensa das vitórias, dos resultados alcançados. Todos queremos mostrar o quanto vencemos na vida. No entanto, pouco nos lembramos de quantas vezes é preciso desistir — de situações, pessoas e vínculos — para termos o que realmente queremos. Nem tudo o que nos propomos a fazer na vida se revela a melhor escolha e, nos momentos em que nos damos conta disso, é necessária a sabedoria de desistir. Desistir no melhor sentido significa dar espaço para o novo e para o que faz sentido. Invista em sonhos que vão ao encontro do que existe dentro de você, do que faz seu coração vibrar. Desista de se contentar com pouco, com metades, conformando-se com o que poderia — e deveria — ser muito melhor.

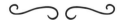

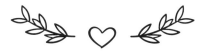

Já reparou que seu dia está cheio de milagres?

Quando algo positivo, inesperado, especial e misterioso acontece, isso é mais que um milagre, é maravilhoso! Há momentos em que a vida nos surpreende tanto que levamos um tempo para assimilar os fatos. Mas os milagres não estão apenas em situações inimagináveis. Eles estão também nas situações que aparentemente dão errado, mas logo concluímos que foi o melhor que nos aconteceu. Os milagres também podem surgir com pessoas que cruzam o nosso caminho e que, mesmo sem saber, falam ou fazem algo significativo para a nossa vida. Viva sintonizado com o bem, com as boas intenções, com fé e verá que os milagres vão se multiplicar nos seus dias. Ou melhor, você terá olhos para ver os milagres que sempre aconteceram e vão continuar a acontecer.

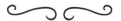

As situações que testam nosso equilíbrio

É muito mais fácil manter o equilíbrio em um ambiente protegido, com pessoas equilibradas, sensatas, boas e que espalham amor. É muito mais fácil manter o equilíbrio se isolando, evitando qualquer contato com situações ou pessoas que nos incomodam. Mas isso não é viver por inteiro. E, se nosso equilíbrio é vulnerável aos contextos, será que somos equilibrados mesmo? Estamos sujeitos a ser contrariados. Assim é e sempre será, desde que nascemos, até nosso último suspiro. Somos várias pessoas nos encontrando e nos desencontrando em ambientes variados, cada uma com seus pensamentos, objetivos e visões sobre o mundo, então cabe a cada um de nós saber filtrar o que nos diz respeito e o que não, neutralizar o mal que nos rodeia e nos fortalecer internamente.

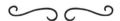

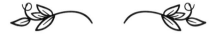

Os benefícios da respiração profunda

Respire! Conte até dez. Esses comandos que a gente ouve em momentos de estresse não são à toa. A respiração tem mesmo um efeito poderoso em nosso emocional. Permita-se tomar consciência disso. A respiração é a sua ligação com a fonte de vida. Respirar profundamente pode ajudar você a reduzir o estresse e a fornecer oxigênio ao cérebro para aumentar o foco. Tente dar, no mínimo, oito respiradas profundas por minuto. Demore quatro segundos para inalar, prenda a respiração por dois a três segundos e demore outros quatro segundos para soltar o ar. Sinta como seu corpo relaxa, sua mente acalma e você volta ao seu eixo pelo simples fato de respirar.

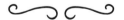

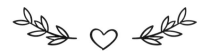

Não, você não precisa agradar todo mundo

É claro que desejamos que todo mundo goste de nós, aprove nossas atitudes, entenda o nosso jeito de ser. É difícil lidar com rejeições. Mas a verdade é que agradar todo mundo é uma missão impossível simplesmente porque cada um tem as próprias verdades, valores e enxerga o mundo de um jeito. Uns valorizam o que outros desvalorizam. Em vez de querer agradar todo mundo, faça um exercício diferente: o de agradar a si mesmo. Como? Expressando-se e agindo de acordo com a sua verdade interior. Quanto maior a sua autenticidade, mais você vai atrair pessoas que valorizam aquilo que você é de verdade. Deixe de lado as máscaras que precisa criar para agradar a todos. Fique apenas com a sua essência. E quem não gostar dela não merece a sua companhia.

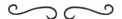

RESPEITE SEUS
PRÓPRIOS LIMITES.
QUANDO ESTIVER
IRRITADO OU ANSIOSO,
AME O SILÊNCIO.
É NO PRIMEIRO MINUTO
DE TENSÃO QUE
COMETEMOS NOSSOS
MAIORES ERROS.

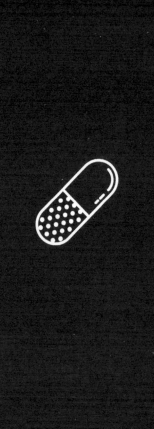

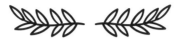

Falsos amigos, relevar ou largar?

Amizade precisa somar, trazer brilho nos olhos, empolgação e uma tranquilidade de ser quem se é. Mas existem aqueles que se baseiam em interesses escusos para permanecerem ao nosso lado. Não são verdadeiros. Se você já percebeu que há pessoas assim perto de você, avalie. Amigos verdadeiros nos procuram apenas porque sentem falta da nossa presença e têm prazer em estar conosco. Falsos amigos não se dão ao trabalho de nos procurar sem razão ou interesse. Prefira estar ao lado de quem permanece mesmo quando você não oferece nenhum "benefício extra" — apenas a sua amizade.

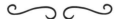

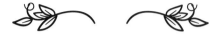

Distraia a sua ansiedade

Às vezes sucumbimos ao estresse, à tensão e à preocupação. O emocional pode estar tão fora de controle que falta até ar para respirar. E a mente não raciocina direito. Se você estiver se sentindo assim, uma técnica que ajuda a voltar para o eixo é distrair a mente por meio de diferentes diversões mentais. Quer exemplos? Você pode contar os números ímpares de 100 a 0, dizer o nome de todos os presidentes do Brasil ou declamar seu poema (ou canção) predileto. Experimente e veja como uma simples mudança de foco mental pode ajudar você a aliviar crises de ansiedade.

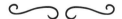

Não crie crianças emocionalmente famintas

Você sabe o que são mendigos emocionais? São aquelas pessoas que, mesmo tendo bens materiais e boas experiências, nunca estão satisfeitas e precisam de uma overdose de eventos para ter prazer em viver. Quem é emocionalmente pobre precisa de muito, precisa de aplausos para sentir migalhas de prazer. Criar filhos emocionalmente famintos é, por exemplo, enchê-los de presentes a ponto de viciar o córtex cerebral a pequenas experiências de contentamento. O segredo da felicidade se encontra nas coisas simples. Se não conseguirmos encontrar alegria e contentamento nas pequenas coisas, seremos sempre emocionalmente famintos e eternos infelizes.

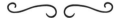

Se algo ou alguém o incomoda, tome uma atitude

Imagine que, no seu dia a dia, você viva envolto por uma bolha dourada, como se fosse um escudo invisível, que permite a você ter um convívio agradável e equilibrado com a família, os colegas de trabalho e o seu círculo social. Então chega alguém e resolve, sem mais nem menos, invadir esse círculo, esse espaço que é seu e precisa ser preservado. Quando isso acontece, você precisa tomar uma atitude. Este princípio é de saúde mental: se algo ou alguém o incomoda, tome uma atitude e afaste-se. Saia da sintonia. Dê a si mesmo permissões necessárias para reagir e não se submeter. Não deixe que ninguém se aproxime tanto a ponto de machucá-lo.

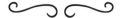

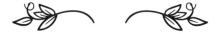

A pessoa que vem é a pessoa certa

Ninguém entra em nossa vida por acaso. Todas as pessoas ao nosso redor, interagindo com a gente, têm algo para nos fazer aprender e avançar em cada situação. Então, seja grato e procure entender o papel de cada um na sua vida, seja positivo, seja negativo. Como esse alguém impacta você? Que virtude você precisa trabalhar em si mesmo para ter uma convivência aceitável com ele? O que essa pessoa desperta em você? Quais sentimentos bons? Tudo o que você percebe os outros pode ser trabalhado para o seu desenvolvimento. Todas as pessoas estão na sua vida por uma razão: o seu aprimoramento como indivíduo.

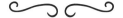

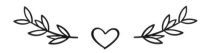

Para desacelerar a mente, desacelere o corpo

Somos feitos de corpo, mente e espírito e tudo está interligado. Assim como nossos pensamentos são capazes de refletir em nossa saúde corporal, o trabalho com nosso corpo é capaz de refletir em nosso estado mental. Um exercício eficaz para momentos de tensão é o processo de desacelerar por meio do corpo. Para isso, você deve tencionar e relaxar cada grupo muscular. Isso tem duas finalidades: forçar você a se concentrar em algo que não sejam as suas aflições e, ao mesmo tempo, relaxar seus músculos. Deite-se e comece o exercício com os músculos da face. Vá descendo até ter relaxado todas as partes do corpo. Contraia cada grupo muscular por dez segundos e, em seguida, libere a pressão. Comece pela face, passe para os braços, mãos, barriga, nádegas, coxas, panturrilhas e pés. Sinta os benefícios na sua mente conforme vai trabalhando cada parte do seu corpo. Tome consciência da sua morada física.

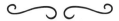

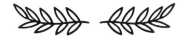

Escreva seus sentimentos

Se você está em um momento de confusão mental e indecisão ou em qualquer outra situação na qual é difícil ter discernimento, escreva. Escreva o que sente. Isso ajuda a olhar de fora o que realmente o incomoda, o que você deseja, o que você não quer mais. Muitas vezes, olhando assim de fora, a questão vai parecer menor ou, ao menos, mais fácil de solucionar. Pode ser que, lendo sobre os seus sentimentos, você descubra que existe um ponto que é o gatilho de tudo. Escreva o que você sente, o que o incomoda e por que a ansiedade surgiu. Escrever o ajudará a focar seus pensamentos e é um poderoso exercício de autoconhecimento.

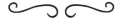

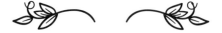

Faça o que tem de ser feito

Se você já sabe o que tem que fazer e não faz, isso não é uma responsabilidade alheia, mas apenas sua. Por mais que existam pessoas que atrapalham o seu caminho ou situações complicadas, há sempre o seu poder de escolha. Observe a situação com clareza e avalie: será que você realmente fez tudo o que poderia ter feito? E, se você já fez tudo, que tal tomar a atitude de mudar? Lembrando que, em alguns casos, a sua melhor escolha pode estar na "não ação".

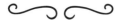

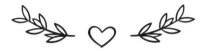

Não retorne aos relacionamentos vazios

Não retorne ao relacionamento fracassado, que acabou porque nunca existiu, que não acrescentou nada em sua vida. Não insista naquele abraço falso ou naquela relação em que só você doa e não recebe nada em troca. Você merece encontrar alguém verdadeiro e que seja repleto de reciprocidade. Você merece dividir os sonhos de vida com quem tem consideração por você. Todos temos a chance de encontrar uma pessoa que não retorne menos do que doamos, que não nos faça sentir o vazio da solidão a dois.

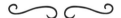

Já experimentou fazer uma terapia musical?

Reserve um momento só seu e crie uma *playlist* com suas músicas preferidas. Elas podem ser poderosas nos momentos em que você precisa de um up emocional. As músicas tocam direto em nossa alma e têm o poder de mudar nosso estado de espírito, portanto, podem nos ajudar a relaxar ou nos sentirmos felizes. Naquele dia estressante, escute as suas músicas favoritas e acalme-se. Em um momento de preocupação, ponha a sua *playlist* para tocar. Enquanto escuta, foque diferentes instrumentos, o som e as letras. Isso ajuda a parar de pensar em medos ou em outros fatores que estão tirando a sua paz.

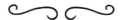

SER GESTOR DA
MENTE HUMANA
É SABER GERENCIAR
OS PENSAMENTOS
PARA SER O DONO
DA PRÓPRIA
JORNADA.

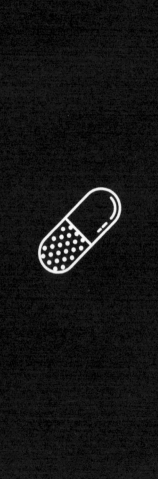

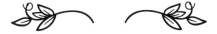

Não fique testando sua paciência à toa

Se você tem o costume de ficar apontando os culpados que testam a sua paciência e já percebeu que isso não resolve o seu problema, que tal mudar de atitude? Faça um movimento para dentro de você e analise-se. Quantas vezes você insiste em se expor a situações que já sabe que lhe causam danos? Tenha paciência para aquilo que merece ou para o que não encontra outro remédio. Mas não se exponha àquilo que o irrita sem motivo aparente de forma contínua. Não se machuque sem necessidade.

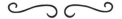

Assuma — e ame — a vida que você tem hoje

O segredo para viver na simplicidade é se assumir e não dar tanta importância ao que falam de você. Viver sem precisar ter para ser. Assumir suas origens. Permitir-se estar em paz com as suas escolhas. Assumir que não tem grandes planos nem projetos ambiciosos. Assumir que não gosta do drinque da moda ou que prefere uma boa feijoada a sushi. Ser feliz com quem você é hoje é quase uma ousadia em tempos em que precisamos sempre correr atrás de algo. Valorize aquilo que você batalhou para ter e agora conquistou. Isso não é estagnar. É acalmar o coração que vive insatisfeito. Queira mais, mas com consciência e sem deixar de valorizar e curtir o hoje.

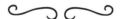

Manter a serenidade e esperar

Não se desespere se as coisas não estão saindo conforme o desejado. O tempo tem o poder de trazer as respostas de que você precisa hoje e mostrar por que algo não aconteceu da maneira desejada. Não deixe a ansiedade e o inconformismo tomarem conta de você. Em vez disso, respire fundo e veja quais alternativas se abrem diante da nova realidade que, a princípio, não é bem-vinda. Muitas vezes, a gente sofre por antecipação, supondo que o pior está por vir. Acredite: a vida pode surpreender positivamente e trazer um novo encaixe que vai fazer você muito mais feliz.

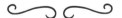

A energia que faz todo mundo querer estar perto

Pessoas com energia boa são agradáveis, interessantes, amorosas, iluminadas e bem-humoradas. Qual é a consequência disso? Todo mundo quer tê-las por perto. No entanto, quando são invasivas, autoritárias, controladoras, narcisistas e pouco perceptivas, vemos o contrário: ninguém aguenta ficar perto, a não ser por opressão ou necessidade, o que implica convívio compulsório. Já parou para pensar em qual é o tom da sua existência? O que você está transmitindo aos outros? Se estiver em uma boa vibração, não faltarão pessoas interessantes querendo se aproximar de você, não por interesse ou por protocolos sociais, mas por afeto genuíno.

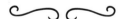

Se acabou é porque outra realidade vai surgir

Estamos nesta vida para viver inúmeras experiências — todas com começo, meio e fim. É importante ter a sabedoria para viver os momentos e as oportunidades, mas também saber quando algo acabou, quando é hora de virar a página. Negar o término de algo, insistir em algo que já não faz mais sentido é tirar de si mesmo a chance de uma boa novidade entrar em sua vida. Acredite: se algo acabou é porque tem uma surpresa maravilhosa esperando você. Sintonize-se no novo e permita-se começar essa nova história.

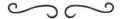

Deus nos torna mais fortes nas dificuldades

Nos momentos em que tudo parece caminhar mal, fale com Deus. Afinal, essas são as horas mais importantes da fé. Quando as coisas vão mal, parece difícil enxergar a presença de Deus. Embora saibamos da Sua enorme sabedoria e bondade, chegamos a nos questionar se Ele realmente tem ouvido as nossas orações. Não deixe que lhe falte fé. Reative a sua esperança e conecte-se com Criador. Isso vai renovar as suas forças. Deus tem o poder de nos dar a solução dos problemas, a persistência para aguentar mais um pouquinho e a coragem para mostrar que precisamos passar por aquilo. Deus atua em nós nos momentos da dificuldade ao nos mostrar quanta força temos.

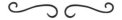

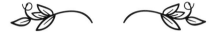

Aproveite as conexões que a vida traz de presente

Em nossa vida temos por perto pessoas difíceis, mas também temos pessoas fáceis. Pessoas com quem a conversa flui, que nos entendem logo de cara sem precisarmos de discussões, que nos entendem até pelo olhar! São aqueles que fazem questão de ser gentis, mesmo quando a intimidade é tão grande a ponto de não precisar mais de cerimônia. Com eles, os pensamentos se complementam. As horas voam! Aproveite para reconhecer essas pessoas na sua vida. Será que você está se permitindo usufruir de tanta coisa boa que esse encontro de almas tem a oferecer? Às vezes, damos mais importância a quem nos incomoda do que a quem nos faz bem de fato. Aproveite essas conexões que a vida traz de presente!

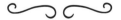

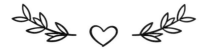

Quer ter amigos? Aja como amigo

A amizade é como uma planta: precisa ser regada e receber amor. Quem faz isso tem a atitude de um verdadeiro amigo. Se você não cultiva suas amizades, não liga, não manda mensagem para aqueles de quem você gosta nem se importa em estar presente nos momentos importantes, reavalie. Será que você está colocando seus amigos em um lugar menos importante na sua vida? Será que está sendo amigo ou apenas esperando que os outros sejam? Por mais que a vida seja corrida, a gente sempre tem tempo para aquilo que importa. É necessário construir relações e vínculos saudáveis. É preciso resgatar em você a sua capacidade de ser amigo, de estar presente, disposto, de se importar, de cuidar. Uma amizade bem cuidada traz alegrias e dura para sempre.

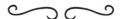

A arte de domar pensamentos negativos

Existem pessoas que têm facilidade para produzir pensamentos negativos. O problema nisso é pensar algo ruim em relação a alguém, o que altera toda a nossa energia. Podemos ficar com raiva, ansiosos e com medo, mas tudo isso é irreal, é produzido por nossa mente, que cria o cenário ideal para aquele pensamento negativo se perpetuar. Uma maneira de neutralizar esse estrago mental e energético é parar de lidar com o pensamento negativo como algo que faz parte do seu ser. Em vez disso, enxergue-o com um intruso. Questione sua presença ali e convide-o a se retirar. Procure substituí-lo por reflexões que tragam felicidade ou paz.

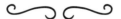

O que os outros dizem sobre você não te define

Quando alguém trata você mal, cruzam-se os limites do que é permitido nas relações entre seres humanos. Essa pessoa pode deixar sua autoestima abalada ao agir com desprezo, usar palavras agressivas e humilhar, e passar por situações como essas é uma prova de fogo para o nosso amor-próprio. Muitas vezes, ficamos abalados a ponto de perder o rumo de casa mesmo. Em outras palavras, nos esquecemos de quem somos. Se alguém atacar você, diminuindo o seu valor, lembre-se com calma de tudo o que você é, de tudo o que conquistou, de todas as suas boas intenções e ações. Resgate a sua essência. Reafirme seu valor. O que alguém diz sobre você não define o seu caráter.

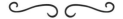

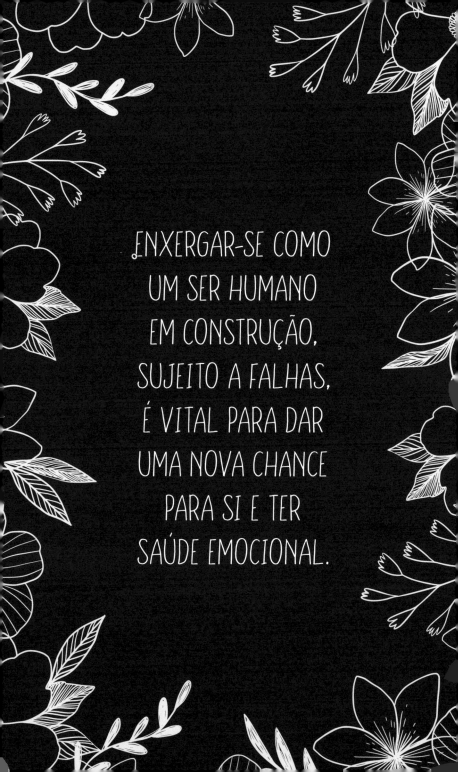

Enxergar-se como um ser humano em construção, sujeito a falhas, é vital para dar uma nova chance para si e ter saúde emocional.

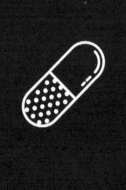

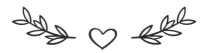

Passe mais tempo com as pessoas que tornam você melhor

Fique mais tempo com aquelas pessoas que incentivam você a evoluir física, emocional e espiritualmente. Que fazem bem, que elevam o seu moral. Aqueles que fazem você se sentir mais vivo e que gostam de você incondicionalmente. Nós somos uma média das cinco pessoas com quem mais convivemos; por isso, escolha bem quem você coloca na sua vida e tenha por perto indivíduos com valores que valem a pena cultivar também, além de hábitos e atitudes bacanas para imitar sem medo de ser feliz. Aproveite a convivência com eles para se tornar alguém melhor.

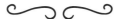

Seja honesto consigo mesmo sobre tudo

Olhe para dentro de si e tenha uma conversa franca consigo mesmo. Seja honesto sobre o que está bem e o que precisa ser mudado. Assuma de uma vez o que você deseja alcançar e quem você quer se tornar. Fale a verdade, a sua verdade, sem pensar em agradar ninguém além de si mesmo. Você é a única pessoa com quem sempre pode contar. Procure a verdade na sua alma para que realmente saiba quem você é. Ao fazer isso de forma profunda e sincera, vai compreender melhor onde está agora e como chegou até aí. Portanto, estará preparado para definir como a sua vida será daqui para a frente.

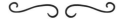

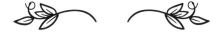

A vida é como as ondas do mar

Um dia, estamos sorrindo, comemorando alguma conquista; no outro, estamos chorando ao nos depararmos com alguém que amamos no hospital. A vida é como as ondas do mar: algumas brandas como um carinho; outras fortes e agressivas. A sabedoria está em saber conviver com todo tipo de mar, sabendo que todas as ondas fazem parte dele. Todas as situações fazem parte do conjunto chamado vida. Então, não se assuste e siga em frente entendendo como cada situação pode servir para a sua evolução, como encaixar cada história na sua vida de maneira positiva, tirando de cada uma delas uma celebração, um desafio, um aprendizado. Tudo o que acontece tem um motivo.

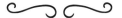

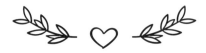

Comece a desfrutar das coisas que você já tem

Muitos de nós sofremos porque vinculamos a nossa felicidade a uma conquista ideal. Olhamos para a vida de alguém que supomos estar em uma condição melhor que a nossa e queremos aquela posição ou situação, pois parece trazer mais felicidade. Dificilmente olhamos para a nossa vida e dizemos: "Pronto, estou feliz". É tentador olhar para o vizinho e achar que a grama dele é mais verde e se esquecer de checar se a grama é natural ou sintética. Assim, vamos criando um ideal inatingível de felicidade quando a verdade é que ela está sempre à disposição, bastando olhar para todos os motivos pelos quais é possível e lógico ser feliz hoje. Desejar mais conquistas faz parte do processo evolutivo — ainda que material. Mas a sua felicidade pode acontecer desde já sem depender delas. Não precisa estar apenas no futuro.

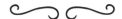

A importância de impor limites

O segredo para poupar energia é não gastar sua paciência em situações desnecessárias. Tome a decisão de se afastar daquilo que mingua a sua energia. Observe as pessoas que, por motivos banais, tiram você do sério. Será que elas se preocupam com o seu bem-estar? Ou preferem ver você perdendo a compostura? Você pode dizer "chega" ou "não quero mais suportar isso". Pode fazer isso em silêncio, mudando sua postura, aumentando o seu filtro para que nada o abale. Você pode decidir impor limites a certas situações que geram um ciclo vicioso de desculpas, mentiras, desconsideração ou desprezo. Colocar limites ao que você vai tolerar é gostar de si mesmo.

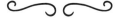

Você está pronto para a próxima etapa

Não tenha dúvidas: você está pronto! Tenha coragem e não diminua o seu valor. Neste exato instante, você tem tudo de que precisa para dar o próximo passo, ainda que seja um passo pequeno. Se as oportunidades estão surgindo em seu caminho, abrace-as. Aceite os desafios — eles são presentes que vão ajudá-lo a crescer, colocar-se à prova e perceber como você pode ir mais longe do que imagina.

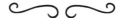

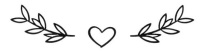

Cultive o otimismo

Você sempre tem duas escolhas nas situações da vida: achar que vai dar errado ou achar que vai dar certo. Quando você optar por um caminho, não se deixe abater nas dificuldades. O desafio é sempre manter a energia sintonizada com a positividade e o otimismo. A vida é energia. Pensamento gera energia. Pense com otimismo, pois assim você entra em uma frequência energética de atração de bons resultados. Acreditar que as coisas vão sempre caminhar para melhor nos revigora e fortalece. Mude a sua postura e o seu foco e transforme o seu futuro. Não espere mais para mudar. Tenha uma atitude positiva hoje e agora.

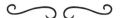

Dê uma chance às novas pessoas que surgem na sua vida

Você não vai manter para sempre na vida cada amigo que já fez. Sim, isso soa um tanto desagradável e às vezes é até difícil de aceitar, mas a realidade é que as pessoas e suas prioridades mudam. Porém, assim como alguns relacionamentos vão desaparecer, outros vão surgir. E podem crescer e fortalecer se você der chance para que isso aconteça. Portanto, curta essa dinâmica da vida que traz novas relações enquanto você naturalmente larga mão das antigas que não funcionam mais. Confie em seu julgamento.

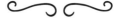

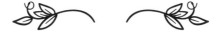

Seu desafio: vencer a sua versão anterior

Se existe alguém nesta vida com quem você deve competir é consigo mesmo. Todos os dias você tem a chance de se tornar uma pessoa melhor do que foi ontem; de aprender algo novo, tomar uma decisão que melhore a sua autoestima ou acabe com um sentimento negativo constante. Você pode, é claro, se sentir inspirado pelos outros, apreciar os outros, aprender com os outros, mas, quando se trata de se tornar um ser humano melhor, a competição é entre você e você mesmo. É como ser um corredor que quer bater o próprio tempo. Foque essa vitória pessoal, competindo para ser o melhor que você pode ser. Quebrar seus recordes pessoais vai fazer você se amar mais, ser feliz na própria pele e, consequentemente, ser uma pessoa melhor para o mundo.

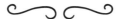

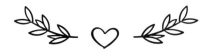

Torça pela vitória dos outros

Tem uma hora em que a gente precisa olhar para fora. E, quanto antes essa ficha cair, melhor. Vivemos em um mundo que incentiva o individualismo. E, mesmo sem a gente perceber, focamos os nossos objetivos e nem nos damos conta de que podemos torcer pelos amigos. Comece a perceber o que você gosta nos outros e diga a eles. Apreciar quão incrível as pessoas ao seu redor são conduz a lugares bons, produtivos, gratificantes e pacíficos. Fique feliz por aqueles que estão progredindo. Torça pelas suas vitórias. Seja grato abertamente pelas bênçãos que eles receberam. O que vai volta. Mais cedo ou mais tarde, as pessoas para quem você está torcendo começarão a torcer por você.

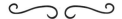

Não há sofrimento que dure muito tempo. O medo da dor coloca combustível na emoção e debela as chamas da autoestima.

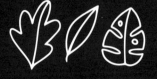

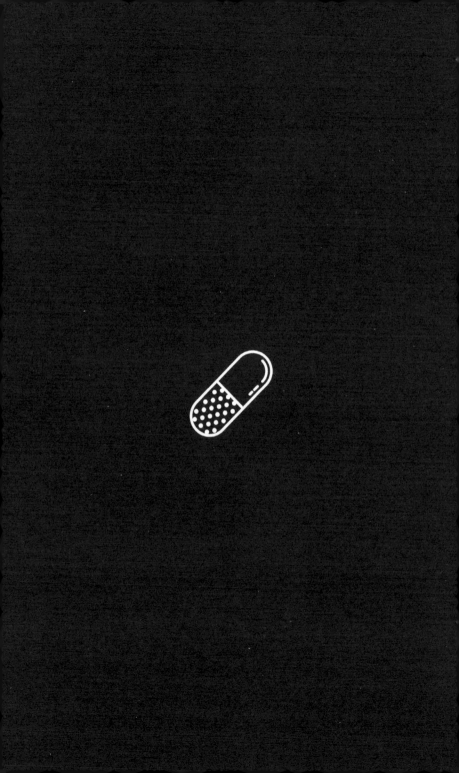

Use o poder criativo da sua mente para conter a ansiedade

Naquele dia tenso, cheio de preocupação ou expectativa de algo que anda tirando o seu sono, faça este exercício para aliviar a carga de estresse e ansiedade: pense em um lugar em que você se sinta em paz e relaxado — sua casa, o lugar onde você adora passar as férias ou junto da pessoa que você ama. Enquanto pensa nesse lugar, adicione detalhes à cena, focando toda a sua mente no campo da imaginação. Sinta o cheiro do local, perceba a temperatura e ouça os sons daquele ambiente, sentindo-se livre para fazer isso com os olhos fechados ou abertos. Entregue-se à cena que lhe faz bem para mergulhar nela e, então, imagine-se em seu lugar feliz, tendo resolvido tudo o que gera ansiedade.

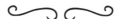

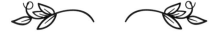

Ouça a sua voz interior

Se algo lhe diz para seguir por um caminho — ou para não seguir —, preste atenção. Todos nós temos uma sabedoria interna, formada por uma bagagem consciente e outra inconsciente, que nos ajuda a tomar decisões. Para calibrar esse feeling, essa intuição, ore ou medite, procurando algo que faça sua energia vibrar na sua essência. Assim, seu insight virá do coração — e não será uma racionalização. Dê a si mesmo espaço suficiente para seguir a sua própria intuição. Seja fiel a isso. Faça o que o seu coração diz que está certo.

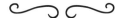

Você olha para a beleza dos pequenos momentos?

Você não precisa esperar que a sua felicidade esteja em acontecimentos grandiosos como o dia do casamento, o nascimento dos filhos, aquela sonhada grande promoção, a compra de uma casa nova ou do carro zero... Ouse nadar contra a corrente da maioria e permita-se sentir felicidade nas pequenas coisas do dia a dia. Por exemplo, a delícia de poder tomar tranquilamente uma xícara de café no início da manhã. O pôr do sol colorido que você pode ver do carro, mesmo em uma volta do trabalho com trânsito pesado. Aquela música gostosa. A hora em que as crianças voltam da escola barulhentas e cheias de energia ou o momento no sofá pertinho de quem você ama. Curtir esses pequenos prazeres e tomar consciência deles diariamente faz uma grande diferença na sua felicidade e, claro, na qualidade da sua vida.

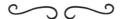

Não volte ao que não te faz bem

Em certos momentos nos damos conta de pessoas e situações que são um desperdício de energia, mas nem sempre somos fortes o suficiente para tirá-las da nossa vida por completo. Devemos ter a coragem de colocar um ponto-final em tudo aquilo que nos enfraqueceu e nos diminuiu. Não volte aos mesmos erros, aos conhecidos caminhos que levam a lugar nenhum. Permita-se reaprender com cada tombo e fazer diferente, encontrar outras pessoas e outros contextos. Deixe o ontem lá atrás. Redirecione suas energias em direção a acertos para se tornar mais humano e mais realizado.

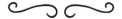

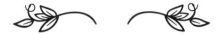

Saiba reconhecer a sua ansiedade

Talvez a ansiedade ainda esteja latente e você não consiga ignorá-la. Reconheça que você está com medo. Analise o medo. É um perigo verdadeiro e presente? Provavelmente, você está usando declarações do tipo "e se?" e entrando em pânico em razão de algo que ainda não aconteceu ou que mal pode acontecer. Compreenda que você está sentindo medo, mas que não há nenhum perigo. Retirar o perigo da situação ajudará você a relaxar um pouco.

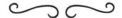

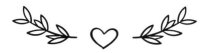

Toda vez que você iniciar é o momento certo

Talvez você acredite que está tarde para começar a aprender algo novo. Que está tarde para abrir o seu primeiro negócio. Que está velho para voltar ao mercado de trabalho ou procurar um emprego. Ou, ainda, aprender um novo esporte. Talvez você fique pensando por que não fez isso ou aquilo antes, por que não teve essa ideia antes, por que desistiu no passado. Quer saber? Tudo começa na hora certa, nem antes nem depois. Quando estamos prontos para iniciar algo novo em nossa vida, as coisas acontecem. O que você quer começar hoje? E o que ainda impede você de dar o primeiro passo?

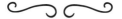

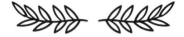

Controle os seus impulsos

Ninguém, além de você mesmo, é responsável pelas suas atitudes. Portanto, pense duas vezes antes de agir. Esforce-se para fazer isso principalmente se você estiver nervoso, com raiva, sem paciência alguma. Conte até dez — ou até trinta! —, respire fundo e avalie as consequências. O que vale a pena? O que não vale? O que você vai colher de frutos se agir desta ou daquela maneira? Quando você toma consciência de que tem escolhas diante de qualquer situação, você se preserva e se sente mais forte.

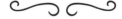

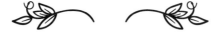

Ouse sair do lugar

Não há sensação pior do que viver como se faltasse algo, como se não tivesse conseguido alcançar nada do que gostaríamos. Muitas pessoas vivem um descontentamento que parece não ter fim. Contudo, quando olhamos mais de perto para a vida delas, percebemos que elas não tomam uma atitude para mudar o que não está bom. Querem mudar de emprego, mas não mandam currículos, querem mudar de vida, mas não fazem nenhuma escolha que possa ampliar suas oportunidades. Querem emagrecer, mas não fazem o que colocam no prato. A mudança vem para quem tem a atitude de mudar. O novo vem para quem ousa sair do lugar.

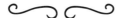

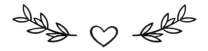

Aceitar o que não é perfeito

Um dos maiores desafios para quem quer melhorar a própria vida e o mundo é aprender a agir e perseguir seus sonhos, ainda que o cenário não seja perfeito. Para começar a viver o seu propósito de vida, não espere que tudo e todos estejam em conformidade com um ideal impossível. Não, você não deve aceitar uma vida medíocre nem deixar de lutar pelos seus sonhos, mas, sim, pensar em como pode chegar aos seus objetivos, ainda que existam pessoas desonestas e situações adversas. Aceitar o que não é perfeito e ainda assim seguir em frente é parar de encontrar desculpas para não agir.

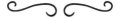

Aconteceu a única coisa que poderia ter acontecido

Sabedoria é parar de usar frases que comecem com "e se..." o quanto antes. "E se a gente tivesse feito de outra forma?" "E se você tivesse dito isso?" Nada, absolutamente nada do que aconteceu na sua vida poderia ter ocorrido de outra maneira, nem mesmo o menor detalhe. Tudo o que aconteceu foi para aprender uma lição e seguir em frente. Olhe para cada situação com o olhar de aprendizado. Aceite o que aconteceu e deixe para trás o que passou e não tem mais como reverter. Todas as situações que acontecem em nossa vida são perfeitas.

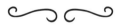

NÃO DEIXE A ANSIEDADE E NENHUMA OUTRA ARMADILHA DA MENTE GUIAREM A SUA MÃO ENQUANTO VOCÊ ESCREVE A HISTÓRIA MAIS IMPORTANTE DE TODAS.

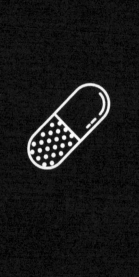

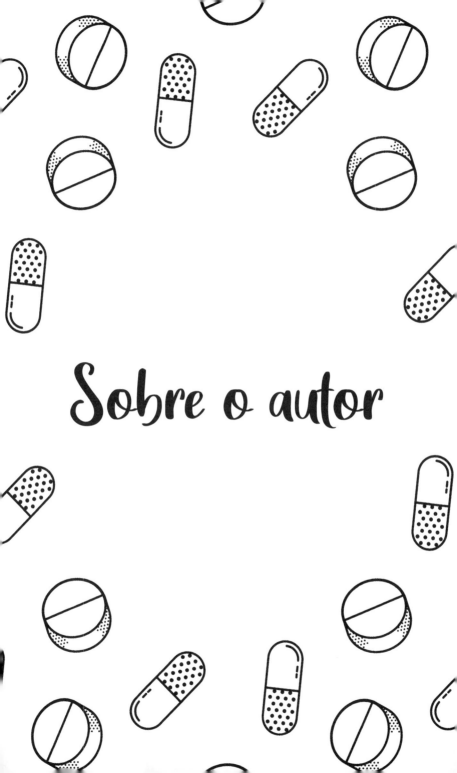

Sobre o autor

Fundador e sócio-diretor do Resiliência Humana, Robson Hamuche é terapeuta transpessoal e trainer do Instituto Tadashi Kadomoto. Graduou-se em Engenharia pela Universidade Presbiteriana Mackenzie e fez pós-graduação em Psicologia Transpessoal pelo Instituto Serra da Portaria. Em suas experiências, conta com a formação em Técnicas de Expansão de Consciência pelo Instituto Tadashi Kadomoto, Rebirthing pelo Instituto Brasileiro de Renascimento e Constelação Familiar Sistêmica pelo Instituto Bert Hellinger. Cursou, também, Experiência Somática com o Ph.D. e psiquiatra clínico norte-americano Peter Levine e é certificado como Practitioner em Programação Neurolinguística pela Sociedade Brasileira de Programação Neurolinguística.

Como terapeuta transpessoal, realiza atendimentos presenciais e on-line no espaço do Resiliência Humana e tem como principal missão contribuir para o desenvolvimento do ser humano, de modo que ele reencontre o seu grande potencial e siga em direção aos seus sonhos, seu sucesso e sua felicidade.

Leia também:

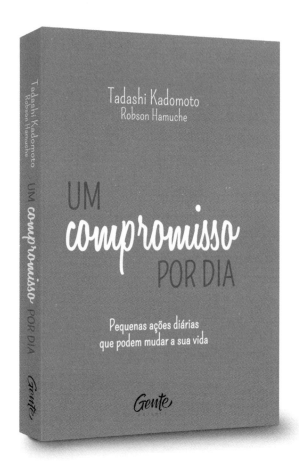

Qual é o sentimento mais presente em sua vida hoje?

Estar comprometido consigo mesmo é muito mais do que apenas manter pensamentos positivos sobre si, é preciso mudança de hábito, inspiração e renovação, buscando o autoconhecimento, a bondade, a empatia, o desapego e a alegria de viver.

Para ajudá-lo a encontrar o caminho para uma vida mais leve, Tadashi Kadomoto e Robson Hamuche reuniram, em Um compromisso por dia, pequenas atitudes mentais, físicas e espirituais que irão guiá-lo no caminho da renovação diária. Para nos tornarmos pessoas melhores, é preciso que, mesmo que por alguns minutos, ajustemos a nossa rotina todos os dias.

Não se deixa levar pela preocupação diária. Embarque nesta aventura com 365 atividades que irão inspirá-lo e motivá-lo a seguir pelo caminho mais leve da vida.

Este livro foi impresso pela

Gráfica Rettec em papel offset 90 g/m^2

em julho de 2024.

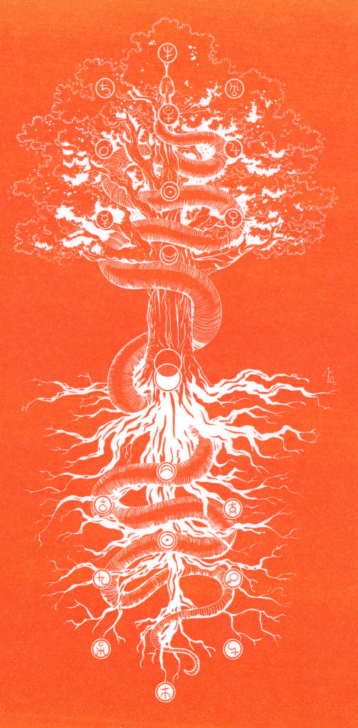

RESILIÊNCIA HUMANA